ÉTUDE

SUR LES

AVANTAGES MATÉRIELS

DE

L'ALLAITEMENT MATERNEL

PAR

Arthur VERRIET-LITARDIÈRE,

Docteur en médecine de la Faculté de Paris.
Ancien externe des hôpitaux de Paris,
Ex-chirurgien aide-major aux Ambulances de la Presse française.

PARIS
ADRIEN DELAHAYE, LIBRAIRE-ÉDITEUR
PLACE DE L'ÉCOLE-DE-MÉDECINE

1873

ÉTUDE

SUR LES

AVANTAGES MATÉRIELS

DE

L'ALLAITEMENT MATERNEL

PAR

Arthur VERRIET-LITARDIÈRE,

Docteur en médecine de la Faculté de Paris.
Ancien externe des hôpitaux de Paris,
Ex-chirurgien aide-major aux Ambulances de la Presse française.

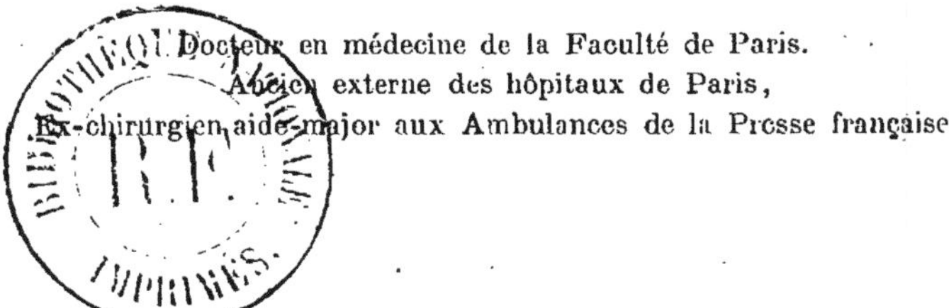

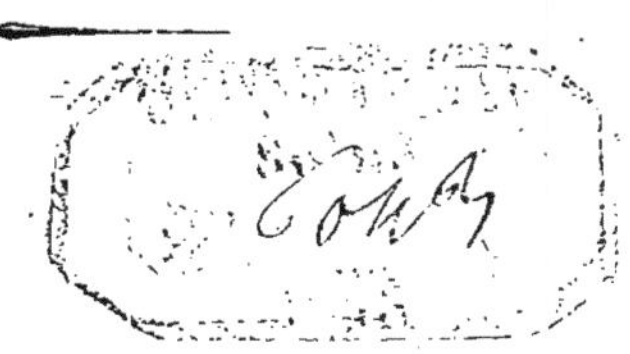

PARIS

ADRIEN DELAHAYE, LIBRAIRE-ÉDITEUR

PLACE DE L'ÉCOLE-DE-MÉDECINE

1873

A MON PÈRE

LE Dr M. VERRIET-LITARDIÈRE.

A MES PARENTS

A MES AMIS

AVANTAGES MATÉRIELS

DE

L'ALLAITEMENT MATERNEL

AVANT-PROPOS.

L'allaitement est le complément de la gestation; la sécrétion lactée est la dernière phase du cycle génésique. Cela étant un fait parfaitement établi, admis et reconnu par tout le monde, nous posons la question suivante : Peut-on impunément supprimer cette sécrétion, liée à une fonction physiologique aussi importante? C'est à cette question, que ce travail tend à répondre: travail lilliputien, nous l'avouons bien vite, comparé à l'immensité du sujet. Nous dirons de suite que, restreignant la question entre les deux facteurs qui sont en cause : mère et nouveau-né, nous ne voulons parler que de la mère.

Quant au nouveau-né, les avantages qu'il retire de l'allaitement sont tellement incontestables, tellement faciles à observer, que, si nous consultons l'histoire, nous voyons depuis les temps les plus reculés jusqu'à nos jours, les poëtes en chanter la douceur, les naturalistes et les philosophes en démontrer l'importance, les médecins en conseiller l'usage et les législateurs en faire une loi.

Tous les auteurs, qui ont écrit sur l'allaitement maternel, sont d'accord pour le considérer comme le meilleur mode d'alimentation des nouveau-nés, et nous disons plus, le seul propre à leur appareil digestif, plus ou moins embryonnaire encore à cette époque. Et nous ajouterons enfin avec Jacquemier (1) : « que tout autre, surtout pendant les premiers mois de la vie, lui fait courir des dangers tels, que l'allaitement artificiel ne peut pas être considéré comme une affaire de choix, mais comme une nécessité. »

Mais y a-t-il avantage matériel pour la mère?

Le professeur Lorain (2) n'hésite pas à répondre : Non.

« Le plus souvent, dit-il, la douleur, la fatigue, l'insomnie attendent la mère nourrice, et il faut qu'elle soit soutenue dans l'accomplissement de cette tâche par le sentiment du devoir, qui vient puissamment en aide aux défaillances de l'instinct. »

Cette phrase est magnifique, mais le tableau est un peu noir.

Jacquemier peint la situation des mères nourrices sous des couleurs moins sombres, et même il leur fait entrevoir quelques avantages.

Ainsi, d'après lui : on observe moins souvent chez les femmes qui nourrissent sans se fatiguer, des écoulements sanguins légers, se répétant et per-

(1) Jacquemier, in Dictionnaire des sciences médicales, art. Allaitement.

(2) Lorain, in Nouveau Dictionnaire de médecine et de chirurgie pratiques, art. Allaitement.

sistant au-delà du temps ordinaire des couches. Quelques femmes, sujettes à des congestions sanguines, à des manifestations névralgiques du côté des ovaires et de l'utérus, se trouvent débarrassées de ces accidents après une ou deux grossesses, suivies d'allaitement. D'autres, plus ou moins névropathiques, dyspeptiques, chloro-anémiques, sont en quelque sorte transformées par la grossesse et l'allaitement; elles ont un appétit et une facilité de digérer qu'elles ne connaissaient pas avant de devenir grosses. Elles prennent de l'embonpoint et de la fraîcheur, et conservent plus ou moins ces avantages après.

« L'allaitement contribue au développement des glandes mammaires et accentue les formes féminines de la poitrine. Il est rationnel de penser que la désuétude de nourrir, suivie dans la même famille, devient, après quelques générations, la cause la plus ordinaire du peu de développement des seins et du peu d'aptitude à nourrir qu'on observe dans certaines classes de la société. »

Quant à nous, nous croyons que M. Jacquemier a été bien parcimonieux, et qu'on pourrait encore ajouter à cette énumération les lignes suivantes :

« La femme qui allaite est moins exposée aux affections utérines que celles qui n'allaitent pas, et nous allons essayer de le prouver. »

Puisse la nouveauté du sujet être un titre à la bienveillance de nos juges!

Quant à notre plan, voici comment nous avons divisé notre travail :

Chapitre I. Aperçu des différents états anatomiques

par lesquels passe l'utérus gravide pour revenir à l'état de vacuité.

Chapitre II. Physiologie de l'utérus après l'accouchement.

Chapitre III. Revue critique des gynécologistes, qui se sont occupés de cette question.

Chapitre IV. Observations et réflexions.

Avant de commencer ce sujet important, nous prions notre ami A. Pinard, interne très-distingué des hôpitaux, d'agréer nos remercîments les plus sincères ponr les conseils bienveillants et la direction qu'il a bien voulu nous donner dans ce travail,

Qu'il conserve comme nous le souvenir des bons et affectueux rapports que nous avons eus ensemble.

CHAPITRE Ier.

APERÇU DES DIFFÉRENTS ETATS ANATOMIQUES PAR LESQUELS PASSE L'UTÉRUS GRAVIDE POUR REVENIR A L'ÉTAT DE VACUITÉ.

Lorsque l'utérus, par un suprême et dernier effort, a expulsé le produit de la conception, il devient le siége de phénomènes particuliers qui sont connus sous le nom : *d'évolution rétrograde*, *d'involution utérine*, qui ont pour but ultime son retour, non pas à l'état normal, mais à l'état de vacuité. Ces phénomènes n'avaient pas eu le privilége d'attirer l'attention des gynécologistes anciens, et cela ne doit pas étonner, lorsqu'on songe qu'à cette époque, on ne connaissait nullement la nature de la substance utérine et qu'on ne soupçonnait même pas l'existence de la muqueuse. Mais depuis un demi-siècle, grâce aux progrès de l'anatomie, la question fit un immense pas. Disons cependant de suite, que les auteurs sont loin d'être tous d'accord, et qu'il reste encore bien des points obscurs.

Nous allons passer rapidement en revue les travaux les plus intéressants publiés à ce sujet.

Baudelocque ne dit rien du travail qui se fait dans l'utérus après l'accouchement.

Mme Boivin pense que : 30 ou 40 jours suffisent pour rétablir l'ordre dans toutes les parties, et les rendre à peu près à leur premier état.

Deventer assignait 8 à 9 jours pour le temps nécessaire à la rétraction de la matrice;

Desormeaux, 12 à 14 jours;

Holz, un mois;

Velpeau, cinq à huit semaines;

Dugès, deux mois.

Cette dernière date, dit G. Tourdes (1), est également acceptée par Hohl, qui considère aussi ce phénomène comme pouvant être plus prompt.

Tous ces auteurs attribuent la rétrocession du volume de l'utérus à la rétraction des tissus seulement, mais les travaux des micrographes sont venus démontrer que la rétraction de l'organe n'était pas seule mise en jeu, et que des phénomènes multiples et profonds avaient lieu dans la trame utérine.

Rappelons en peu de mots ce qui se passe dans l'utérus et ses annexes depuis l'imprégnation jusqu'à l'accouchement.

Aussitôt que l'œuf vient se greffer sur la muqueuse déjà hypertrophiée par le fait même de l'ovulation, l'utérus augmente de volume. La cavité devient plus spacieuse, en même temps que ses parois deviennent plus épaisses, mais seulement jusque vers le cinquième mois. De sorte que, comme le dit si bien M. Ollivier (2) : « il n'y a pas seulement dilatation d'un organe creux, mais accroissement dans l'épaisseur, dans la force, dans la résistance de ses parois; épaisseur et résistance pour contenir et renfermer le fœtus, force active pour amener, par la contraction

(1) In Dictionnaire des sciences médicales, art. Accouchements.

(2) Etudes sur les maladies chroniques d'origine puerpérale (Archives de médecine, 1873).

des parois, l'expulsion du fœtus au terme de la grossesse. L'épaisseur et la résistance sont données par le développement considérable du tissu conjonctif interstitiel; la force active, par l'hypertrophie des fibres musculaires préexistantes à la formation de fibres nouvelles. De plus, comme on sait, il se produit dans l'épaisseur de la paroi un riche réseau vasculaire. »

Cette action irritative du nouvel être, qui agit si puissamment sur l'utérus, s'étend plus loin encore ; elle affecte pour ainsi dire tous les organes et modifie toutes les fonctions de la femme enceinte.

On peut penser combien cette hypertrophie et cette hypergénèse sont considérables, quand on réfléchit que l'utérus à terme pèse 24 fois plus qu'à l'état de vacuité (1).

D'après Kolliker, les fibres cellules qui, à l'état normal, ont $0^{mm}.050$ de longueur, sur $0^{mm}.004$ à $0^{mm}.005$ de largeur, présentent au terme de leur évolution, $0^{mm}.22$ à $0^{mm}.26$ de longueur, sur $0^{mm}.009$ à $0^{mm}.013$ de largeur, c'est-à-dire que les éléments deviennent de 7 à 11 fois plus longs et de 2 à 7 fois plus larges.

Nous savons, de plus, que l'augmentation de leur volume et de leur nombre n'est pas la seule modification que subissent les fibres musculaires de l'utérus pendant la grossesse. Elles prennent en outre un aspect strié, qui les rapproche des muscles de la vie animale, ainsi qu'il résulte d'une communication faite par M. Ranvier à la Société de biologie, et dont

(1) Meckel, Anat., IV.

le résumé, que nous citons ci-dessous, se trouve dans la remarquable thèse d'agrégation du docteur Chantreuil (1) :

« Chez la femme et les femelles du chien et du lapin, l'utérus, à l'état de vacuité, possède des fibres musculaires homogènes. A la fin de la grossesse, ces fibres présentent une striation évidente, bien qu'elle soit loin d'être aussi nette que sur les muscles striés ordinaires. »

Nous ajouterons que les fibres contractiles utérines présentent toujours à un degré plus ou moins avancé la striation longitudinale, et que ce n'est qu'en approchant du terme de la grossesse qu'elles présentent des stries transversales, analogues à celles que l'on observe sur les muscles, qui sont appelés à se contracter vivement et énergiquement.

Et la muqueuse utérine ! Que de transformations, comme nous allons le voir tout à l'heure, elle a à subir pendant ce laps de temps ! Toute cette accumulation de matériaux doit disparaître, et disparaît en effet. Comment se fait cette transformation ? Combien de temps dure-t-elle ? Là commence la divergence d'opinions.

Colin (2) a exposé avec beaucoup de soins les caractères macroscopiques que présentent et la substance musculaire et la muqueuse de l'utérus, à l'aide d'une série d'utérus recueillis à partir du premier jour qui suit la délivrance :

« Il faut environ 65 à 70 jours pour que la mu-

(1) G. Chantreuil, Des applications de l'histologie à l'obstétrique (Thèse d'agrégation, 1872).

(2) Colin, Thèse de Paris, 1847.

queuse ait achevé de se régénérer, à compter du jour de l'accouchement. Au 39e jour, on peut enlever la muqueuse avec le dos d'un scalpel. Au 70e jour, on ne peut en enlever que de minces lambeaux. »

Plus tard, dit Raciborski (1), la muqueuse devient très-adhérente à la couche fibreuse, offrant en un mot les caractères que nous lui avons reconnus à l'état de vacuité.

Nous trouvons ensuite des matériaux extrêmement précieux dans la thèse fort remarquable de l'ancien interne de la Maternité, le docteur Wieland (2).

« A mesure, dit-il, que j'ai étudié mon sujet plus avant, j'ai compris la difficulté qu'il y avait à arriver à des notions précises, et je n'ai plus été que médiocrement étonné du silence de quelques auteurs et des opinions très-diverses qu'émettent les autres sur le temps que l'utérus met à parcourir les divers degrés de l'évolution post-puerpérale. J'ai examiné alors bon nombre de femmes plus ou moins longtemps après l'accouchement, sans les avoir suivies pendant les jours qui lui avaient immédiatement succédé. Toutes avaient traversé cette période sans malaise, sans encombre ; et j'ai trouvé que les auteurs qui avaient fixé une limite au retour puerpéral de l'utérus avaient été bien parcimonieux, et que le plus prodigue pourrait, je pense, en reculer notablement le terme sans inconvénient.

« Chez les femmes que j'ai examinées trois mois

(1) Raciborski, De l'exfoliation pathologique et physiologique de la membrane interne de l'utérus, Paris, 1857.

(2) Wieland, Etudes sur l'évolution de l'utérus pendant la grossesse et sur le retour de cet organe à l'état normal après l'accouchement (Thèse de Paris, 1858).

après l'accouchement, les conditions primitives : situation, forme, direction, consistance, mobilité, semblaient s'être rétablies ; le volume m'a toujours paru plus considérable. Jamais l'utérus n'était revenu à son état antérieur *à la sixième semaine, ni au deuxième mois*. Quant au col, ce n'est que chez les femmes que j'ai examinées 10 ou 11 semaines après l'accouchement, que j'ai rencontré le col tel qu'on le trouve normalement chez les femmes multipares. »

Hecker (1) a fait aussi des recherches multipliées sur les dimensions et le poids de l'utérus pendant sa période d'involution ; ces résultats confirment ceux du docteur Wieland.

D'après Heschl (2), dit le professeur Retzius de Stockholm, la substance propre de la matrice subit une dégénérescence graisseuse si complète, qu'il ne reste plus une seule des fibres qui formaient cet organe avant les couches. Cette transformation ne commence pas avant le quatrième ou le sixième jour ; elle débute en même temps à peu près dans tous les points de l'organe. Tout au plus le col persiste-t-il pendant quelques jours de plus dans l'état qu'il présentait immédiatement après l'accouchement. Un peu plus tard, on constate que la dégénérescence est plus avancée dans les couches internes que dans celles qui se trouvent à l'extérieur. Pendant la quatrième semaine, on observe habituellement, dans le corps de la matrice, les premiers rudiments d'une formation nouvelle de substance utérine. Pendant que les der-

(1) Hecker, Und Buhl, Klinik, 1861, p. 85.
(2) Heschl, Weber das Verhalten des mens chliden Uterus nach der Geburt Wiener Jeitz chrift., t. VIII, p. 9 1852).

niers restes de la tunique musculaire se désagrègent et sont résorbés, la substance nouvelle se développe en beaucoup d'endroits, de sorte que la rénovation est *quelquefois achevée à la fin du deuxième mois.*

Les veines et la majeure partie des capillairessubissent aussi une dégénérescence graisseuse, après avoir probablement cessé depuis longtemps d'être perméables au sang, par suite de la contraction de l'utérus.

Nægele (1) se rallie à l'opinion de ces deux auteurs, car, dit-il, le retour de la matrice à son état primitif est déterminé d'une part, et au début, par des contractions musculaires plus ou moins énergiques (tranchées) ; d'autre part, par la métamorphose et la dissolution de tous les éléments qui s'étaient formés pendant la grossesse, et qui sont remplacés par des tissus de nouvelle formation.

Robin, après avoir précisé pour ainsi dire d'une façon mathématique les transformations que subit la muqueuse pendant la grossesse; après avoir montré comment elle évoluait pour former les caduques et la muqueuse inter-utéro-placentaire; après avoir démontré, avec Wirchow, Duncan (2), Heschl (3), Rollaston (4), que la muqueuse se régénérait vers le quatrième mois, et que, contrairement à l'opinion de Cruveilhier, les fibres musculaires de l'utérus ne sont jamais à nu, s'exprime ainsi à propos de sa régénération (5) :

(1) Nægele et Grense, Traité pratique de l'art des accouchements (1869).

(2) Duncan, Obstetrical transactions, p. 107.

(3) Heschl, Weber das Vershalten des mensch uterus nach der Geburt (Wiener Zeitschrift, t. VIII, p. 9, 1852).

(4) Rollaston, Medical Times, sept. 1863.

(5) Robin, De quelques particularités de texture que présente la muqueuse

« Ce n'est qu'à partir du neuvième jour ou environ, qu'on trouve des cellules épithéliales à la surface de la muqueuse utérine en voie de se régénérer. Mais elle ne constitue pas encore une couche continue. On les rencontre çà et là, isolées ou en petits groupes de cinq à six; elles sont larges de trois centièmes de millimètre au plus, polyédriques, à angles plus ou moins nets, finement granuleuses, grisâtres; parfois elles renferment quelques granules graisseux, jaunes et brillants. Ce n'est qu'à compter du 20e au 25e jour, et même plus tard, que l'épithélium à cellules polyédriques forme une rangée superficielle, continue ou à peu près à la surface de la trame. Elle se délimite de mieux en mieux avec le temps; mais l'épithélium ne devient prismatique qu'assez tard; car, chez une femme morte 42 jours après l'accouchement, l'épithélium était encore formé de cellules polyédriques.

« Lorsque le tissu de la nouvelle muqueuse est encore mou, facile à enlever par le râclage, c'est-à-dire vers le 20e jour environ, sa trame est composée principalement de cellules fusiformes, pâles, entre-croisées en toute direction. Quelques-unes ont leurs extrémités minces, longues; mais la plupart sont courtes. Il en est qui sont dépourvues de noyaux, et, lorsque celui-ci existe, il est étroit, pâle, sans nucléoles. Beaucoup de ces corps fusiformes renferment une ou plusieurs granulations graisseuses dans leur épaisseur.

« Ces éléments sont plongés dans une matière

utérine pendant sa régénération (Mémoires de l'Académie de médecine, 1861).

amorphe, abondante, très-molle, parsemée de granulations graisseuses. C'est par suite de la mollesse de cette substance que la trame de la muqueuse, à cetté époque, est presque diffluente. De nombreux vaisseaux capillaires, contenant presque toujours beaucoup de leucocytes dans leur intérieur, parcourent cette trame molle, etc., etc. »

Enfin on trouve dans le même mémoire cette phrase : « Il faut environ 60 à 70 jours pour que la muqueuse ait achevé de se régénérer. »

Frey (1) donne peu de renseignements : « Les fibres-cellules contractiles de l'utérus éprouvent, dans cette période, une régression graisseuse ; elles diminuent de volume et se détruisent même en partie. »

Il n'indique nullement en combien de temps s'opère cette transformation.

D'après Kolliker (2) : « Le retour de l'utérus, après l'accouchement, à un état voisin de celui qu'il présentait avant la conception, ne s'opère pas de la même façon dans les diverses parties de l'organe. Dans la tunique musculeuse, l'atrophie des éléments contractiles est évidemment le phénomène principal. Déjà, trois semaines après la grossesse, ces éléments, dans lesquels se sont déposées des granulations graisseuses, ont repris la longueur de $0^{mm}68$, qu'ils présentent dans l'utérus vierge. Peut-être, cependant, certaines fibres cellules sont-elles complétement résorbées. Les phénomènes se passent diffé-

(1) Frey, Traité d'histologie, annoté par Ranvier.

(2) Kölliker, Eléments d'histologie humaine, traduit par Marc Sée, 2e édition, 1871.

remment dans la muqueuse, qui, sous forme de caduque et de placenta utérin, a été complètement éliminé pendant l'accouchement, et qui, par conséquent, doit être régénérée tout entière. Les divers actes qui composent cette régénération, unique dans son genre, n'ont pas encore été suivis exactement ; *mais il est plus que probable que la réparation est complète 2 ou 3 mois après l'accouchement.* Il est évident aussi que la membrane séreuse, les vaisseaux et les nerfs de l'utérus reviennent à leur premier état. Ce mécanisme est peu connu. »

M. Joulin (1) donne un résumé de la plupart des travaux que nous venons de citer, en se ralliant aux idées de Robin. Il s'élève contre l'opinion de Retzius, d'Heschl et de Duncan, qui reposent, d'après lui, sur une erreur physiologique énorme.

« Cette théorie de la dégénérescence graisseuse des fibres musculaires, dit-il, est basée sur ce fait : qu'on trouve des globules gras dans les lochies. »

A ceci nous répondrons que l'erreur n'est peut-être pas aussi énorme que le pense M. Joulin, et voici pourquoi : Kolliker, généralement, ne décrit et ne figure que ce qu'il a vu. Eh bien ! ce n'est pas parce qu'il a vu des globules de graisse dans les lochies qu'il a donné, pensons-nous, dans son Traité d'histologie, page 729, deux figures représentant des fibres musculaires de l'utérus *au 3e mois après l'accouchement*, fibres dont l'intérieur est infiltré de granulations graisseuses ?

De plus, M. Robin dit bien qu'alors que l'utérus est revenu presque à son volume normal, les fibres sont

(1) Joulin, Traité complet d'accouchement, 1867.

plus courtes et plus étroites que pendant la grossesse; mais ce qu'il ne dit pas, c'est de quelle façon s'opère ce retrait, et ce que devient sa substance musculaire, devenue alors inutile.

Quant aux transformations de la muqueuse, M. Joulin se rallie complètement aux idées de M. Robin.

Cazeaux ne fait que donner un résumé des travaux de Colin et de Kolliker.

Enfin M. Chantreuil (1) reproduit les idées de Heschl et de Kolliker, au point de vue de la régénération des fibres musculaires, et celles de M. Robin, au point de vue de la régénération de la muqueuse.

CHAPITRE II.

PHYSIOLOGIE DE L'UTÉRUS APRÈS L'ACCOUCHEMENT.

Maintenant que nous avons un aperçu des différents états anatomiques par lesquels passe le principal organe de la gestation, voyons ce qui se produit au point de vue physiologique :

1° Chez la femme qui allaite ;

2° Chez la femme qui n'allaite pas.

Chez la femme qui allaite, l'activité génésique, l'action irritative du nouvel être abandonnant l'utérus, s'élève vers les mamelles, qui, déjà, sont le siége d'un mouvement organique excité par la fécondation. Celles-ci, dès lors, vont devenir le centre de la puerpéralité et le siége d'une activité fonctionnelle

(1) Chantreuil, loc. cit.

incomparable. Elles vont neutraliser à leur profit la *diathèse plastique*, qu'avait fait naître la présence du fœtus dans la cavité utérine. Elles vont élaborer, transformer les matériaux graisseux que nous savons être, depuis les travaux de M. Tarnier (1), et ceux plus récents du Dr de Sinety (2), emmagasinés principalement dans le foie. Les premières succions auront pour résultat de provoquer par action réflexe des contractions utérines, qui ont pour but d'expulser les derniers caillots, qui pourraient souiller la face interne de l'utérus, et y jouer le rôle de corps étrangers, ainsi que les débris des membranes ou même du placenta qui pourraient y séjourner encore, et qui y séjournent plus souvent qu'on pourrait le croire.

Cette action réflexe a surtout été bien étudiée par les accoucheurs anglais Rigby, Marshall-Hall et Tyler Smith, et mise à profit par eux dans les cas d'inertie utérine.

Dans les premiers jours, les mamelles vont d'abord sécréter un lait médicamenteux (colostrum), si utile à l'enfant, puis bientôt du lait parfait, aliment complet qui satisfait à la fois aux besoins de boire et de manger du nouvel être et la seule nourriture qui convienne alors, disent tous les accoucheurs, au nouveau-né.

Nous savons par le mémoire du Dr Chantreuil, qui vient d'être récemment couronné par l'Académie de médecine, que la fièvre de lait n'existe pas, telle qu'on l'entendait autrefois. Généralement, de la trente-sixième à la soixante-douzième heure, a lieu la *pous-*

(1) Tarnier, Thèse inaugurale.
(2) De Sinety, Thèse Paris, 1873.

sée laiteuse; les seins se gonflent et durcissent, les veines deviennent plus apparentes, la sensibilité augmente, un sentiment de tension assez désagréable, qui gagne jusqu'à l'aisselle, ne tarde pas à se manifester en même temps que la femme éprouve des picotements du côté des mamelles.

Il y a aussi quelques troubles dans l'état général : malaise, lassitude, courbature, céphalalgie légère, sécheresse de la peau et un peu d'agitation, mais pas de fièvre; ainsi que le montrent et le pouls et la température

Cet état peut durer de dix-huit à vingt-quatre heures (1), puis la peau se couvre de sueur et la détente a lieu.

C'est donc là un travail physiologique qui est, il est vrai, sur la limite des domaines de la pathologie, mais qui n'est en aucune façon morbide. Si le pouls indique 90 à 100 pulsations, on peut affirmer qu'il y a une complication. Une fois la sécrétion laiteuse bien établie, elle suffira, pendant un temps plus ou moins long, à la nourriture de l'enfant. (Il est bien évident que nous ne parlons ici que de femmes bien portantes, bien conformées et se trouvant dans de bonnes conditions hygiéniques.) Vers le sixième ou le huitième mois, lors de l'apparition des premières dents, l'enfant n'est plus si parfaitement rassasié par le lait maternel; il manifeste du goût pour les autres aliments et recherche moins le sein.

La sécrétion lactée va bientôt diminuer, puis tarir complètement.

(1) Lorain, article Allaitement du Dictionnaire de médecine et de chirurgie pratiques.

« C'est ainsi que la nature termine l'œuvre de l'allaitement, d'une façon graduelle, inoffensive pour la mère et pour l'enfant (1). »

« L'enfant attaché au sein maternel est presque une partie du corps de sa mère ; sa première dent rompt cet attachement, et la mère est satisfaite (2). »

C'est à ce moment qu'a lieu vraiment la séparation entre la mère et le nouveau-né, plutôt qu'au moment où le ciseau tranchait le cordon ombilical. Puis alors, la fonction génitale va redescendre vers l'utérus, les ovaires vont se réveiller et bientôt aura lieu une nouvelle ovulation, ovulation qui s'accomplira physiologiquement, car les parois de l'utérus, sa muqueuse *ont accompli silencieusement, mais complètement, leur évolution rétrograde.*

Chez la femme qui n'allaite pas, le tableau change absolument. (Nous laissons complètement de côté les désavantages sans nombre qu'entraîne fatalement à sa suite cet état de choses pour l'enfant.)

D'abord, le mouvement fluxionnaire des seins est plus intense, la tension plus considérable, et souvent l'écoulement lochial plus grand aussi. La réaction en un mot est plus vive.

Nous ne voulons point rééditer les théories aussi fausses que surannées des dépôts laiteux, abcès, etc.; pas plus que celles, cependant plus récentes, et peut-être plus dignes d'attention, qui faisaient, jusqu'à un certain point, de la lactation le préservatif de l'empoisonnement puerpéral.

Non, nous admettons que les suites de couches

(1) Nægele, loc. cit.
(2) Longet, Traité de physiologie, 1869.

sont complètement normales, qu'il ne se soit passé aucun phénomène morbide du côté des mamelles, que la sécrétion lactée soit tarie complètement et que l'état général de la femme soit aussi satifaisant que possible.

Au bout de quarante jours, six semaines le plus souvent, surviendra une congestion ovarique, symptôme précurseur de la menstruation. Eh bien ! que va-t-il se passer ?

A l'état normal, chez la jeune fille vierge ou chez la femme nullipare, il se produit en ce moment une congestion, ou plutôt, une véritable érection de l'utérus et de ses annexes, ainsi que l'ont démontré Rouget (1) et plus récemment Leblond (2).

« Après l'ovaire, disent MM. Depaul et Guéniot (3), l'utérus est l'organe qui joue, dans la fonction menstruelle le rôle le plus important et le plus manifeste. Comme l'ovaire, il se congestionne et acquiert temporairement des dimensions plus grandes ; son volume augmente ainsi d'un quart ou d'un tiers et quelquefois plus encore ; ses fibres, plus humides, semblent s'assouplir et présenter moins de résistance....

Les glandes de la muqueuse en état de suractivité sécrètent abondamment un liquide muqueux, prélude de l'exhalation sanguine. Leurs conduits deviennent plus apparents, de même que le réseau vasculaire qui entoure leurs orifices, sous forme de petites mailles losangiques. La membrane interne de

(1) Rouget, Journal de physiologie, 1858, Recherches sur les organes érectiles de la femme et sur l'appareil musculaire tubo-ovarien.

(2) Leblond, Du rôle des ligaments larges et de l'appareil érectile de l'utérus dans les hémorrhagies utérines, Thèse, Paris, 1870.

(3) Depaul et Guéniot, in Dict. des sciences médicales, art. Menstruation.

l'utérus, selon la comparaison de Coste, revêt alors l'apparence d'un crible. Bientôt l'épithélium qui les tapisse se desquame, les parcelles nombreuses, qui s'en détachent, se mêlent aux produits d'excrétion, pour être charriées avec eux au dehors. Les *capillaires sanguins, privés de cet appui,* cèdent à la pression du fluide qui les distend; leurs parois se rompent en une multitude de points, comme on le voit sur la muqueuse pituitaire dans l'épistaxis; et le sang s'échappe à travers d'innombrables ouvertures microscopiques. Telle est l'origine du liquide menstruel, composé de sang, de sécrétions muqueuses et de débris d'épithélium.

Les divers points de la muqueuse utérine ne concourent pas pour une part égale à l'excrétion cataméniale. La muqueuse du col y reste généralement presque étrangère ; et, dans la muqueuse du corps, c'est surtout la région du fond et de la partie supérieure qui en représente le véritable foyer. »

Mais, chez la femme qui est accouchée depuis six semaines, nous avons vu que l'utérus contenait des fibres musculaires infiltrées de granulations graisseuses, de vaisseaux dont les parois elles-mêmes subissaient aussi la même métamorphose et que la muqueuse était loin d'être complètement régénérée. Comment peut-elle soutenir alors les capillaires eux-mêmes de nouvelle formation et dont les parois par conséquent sont très-fragiles, quand ils sont gorgés de sang ? Comment les glandes qui sont encore remplies d'épithélium nucléaire (1) peuvent-elles fonc-

(1) Robin, loc, cit.

tionner? Comment cette muqueuse embryonnaire, dans l'épaisseur de laquelle s'opère encore une transformation complète, peut-elle physiologiquement se ramollir, alors qu'elle est presque diffluente ?

De plus, nous devons remarquer que la muqueuse du fond, qui doit subir la plus grande modification au moment de l'éruption des règles, est précisément celle aussi qui a à subir les plus grandes modifications pour se régénérer.

Est-ce que la présence de ces leucocytes, vus en si grand nombre par M. Robin, à cette époque, n'indique pas un travail physiologique poussé à son maximum d'intensité? Qu'à cela viennent se joindre les phénomènes causés par la menstruation, ne croit-on pas que ce travail puisse devenir d'abord cause perturbatrice? ensuite cause pathogénique de bien des processus morbides?

Quant à nous, nous n'hésitons pas à dire que c'est notre pensée; et que là est la source de bon nombre de métrites chroniques ou hémorrhagiques, internes et catarrhales, parenchymateuses, etc.

Nous savons combien sont nombreuses les objections qu'on peut élever contre cette théorie. Nous nous les sommes faites à nous-même dès le début. Et nous croyons qu'elles ne peuvent résister devant l'observation rigoureuse des faits.

On peut nous objecter :

1° Que les femmes qui n'allaitent pas ne sont pas toutes atteintes de métrite;

2° Que, parmi celles qui allaitent, il en est un certain nombre qui sont menstruées.

A la première objection nous répondrons que nous

sommes loin de dire qu'il y aura toujours métrite si la femme n'allaite pas. D'abord il y en a qui ne sont menstruées que trois ou quatre mois après l'accouchement, alors que l'utérus a accompli son évolution d'une façon complète.

Quant à celles qui ont leur retour de couches à six semaines, et chez lesquelles il ne s'est point manifesté de désordres du côté de l'utérus, nous pensons tont simplement qu'elles ont échappé à un grand danger. Ne voit-on pas, chaque jour, des individus exposés aux mêmes causes morbides et n'en point subir indistinctement les conséquences? Nous n'entendons parler que de la possibilité, et non point de la fatalité.

Quant à la seconde, nous ferons observer qu'à la règle on nous oppose une exception. Nous l'acceptons même volontiers. Mais nous allons en discuter la valeur.

Combien y a-t-il de femmes qui soient réglées en allaitant?

D'après Seux fils (1), la proportion serait assez grande, puisque, sur 29 femmes qu'il a interrogées à ce sujet, et qui nourrissaient leur propre enfant, il en trouva 19 seulement qui n'avaient eu leur retour de couches qu'après la cessation complète de l'allaitement; mais les 10 autres avaient vu revenir leurs règles *pendant* la lactation.

Ce qu'il ne dit pas, c'est combien de temps après l'accouchement. Voilà le point important; car, nous croyons qu'une femme peut *impunément* voir reve-

(1) Seux fils, Des circonstances qui peuvent avancer ou retarder après l'accouchement l'époque de la réapparition des règles.

nir ses règles vers le cinquième ou le sixième mois.

Du reste, une des conclusions de Seux semble être en contradiction avec sa statistique, puisqu'il dit :

« 1° Dans les conditions physiologiques les plus régulières, chez la femme en bonne santé et ne nourrissant pas son enfant, le retour des couches peut avoir lieu un mois après l'accouchement. Il ne se fait jamais avant cette époque, mais il peut se présenter beaucoup plus tard.

« 2° *Pendant l'allaitement, les règles sont supprimées.*

3° Lorsque les règles ne reviennent pas pendant la la lactation, elles se montrent d'ordinaire un mois après la cessation de l'allaitement. »

Depaul et Guéniot (1) discutent les résultats obtenus par Seux et ceux que Faye (2)(de Christiania), ont obtenus.

Voici ce qu'ils disent à ce sujet : « Comment expliquer la différence considérable qui existe entre les résultats obtenus par Seux et ceux que Faye a indiqués ? Pour le premier de ces observateurs, la proportion des femmes menstruées pendant la lactation serait de plus d'un tiers ; tandis que, pour le second, elle serait seulement d'un dixième ou un peu plus. Faut-il invoquer la différence des climats, les observations de Seux ayant été faites à Marseille et à Paris, alors que celles de Faye ont été recueillies en Suède et en Norwége ? Nous ne le pensons pas. Faut-il plutôt suspecter la rigueur des observations de l'un ou de

(1) Depaul et Guéniot, loc. cit.

(2) Faye, De la menstruation en Norwége, in Congrès médical international, 1867.

l'autre, ou bien la petitesse du chiffre de la statistique de Seux? Nous ne croyons pas davantage que là soit la cause principale d'une telle divergence de résultat. Il nous paraît plus vraisemblable que Seux aura compté comme femmes réglées toutes celles qui lui auront affirmé avoir eu quelques apparitions sanguines dans la lactation, tandis que Faye n'aura considéré comme telles que celles chez lesquelles l'écoulement avait été assez abondant et répété.

Nous croyons, en effet, que parmi les femmes qui nourrissent pendant *un an ou dix-huit mois*, il en est bien une sur trois qui présente à une époque quelconque de l'allaitement quelques pertes plus ou moins notables de sang ; mais, par contre, qu'il n'en est guère qu'un huitième ou un dixième qui soit vraiment menstrué.

Nous répéterons ce que nous disions tout à l'heure. Au bout de combien de temps après l'accouchement la véritable menstruation apparaît-elle? D'après nos quelques recherches, nous croyons que c'est surtout à partir du quatrième mois. Quoi qu'il en soit, ces femmes font exception à la règle; elles sont en dehors des conditions physiologiques normales, et nous persistons à dire que le cycle génésique doit se terminer normalement par l'allaitement, avant qu'un autre commence. S'il y a une véritable menstruation pendant la lactation dès les premiers mois qui suivent l'accouchement, le nouveau cycle sera subintrant, ce qui constitue une anomalie.

CHAPITRE III

REVUE CRITIQUE DES GYNÉCOLOGISTES QUI SE SONT OCCUPÉS DE CETTE QUESTION.

Les considérations dans lesquelles nous allons entrer, quoique basées sur l'observation clinique, auraient besoin, nous le savons, pour revêtir un véritable cachet de certitude, de s'appuyer sur un grand nombre de faits, ce qui nous manque, ou sur les résultats d'une grande expérience, ce qui nous fait défaut encore davantage.

Nous allons passer en revue et citer textuellement les passages des auteurs qui n'ont traité, nous devons le dire, le plus souvent qu'incidemment la question.

Parmi eux, il en est qui nous ont précédé dans la voie que nous parcourons aujourd'hui et dont les témoignages nous seront très-précieux, bien qu'ils n'aient pas donné d'observations et que le plus souvent ils n'aient pas envisagé la question complètement à notre point de vue.

En parcourant les nombreux travaux des gynécologistes, nous n'avons rencontré que Scanzoni, Aran, Churchill, Nonat, Bouffier et Courty qui aient mentionné l'abstention de l'allaitement comme pouvant favoriser les maladies de l'utérus et de ses annexes. Les autres n'abordent même pas la question.

Voici maintenant comment s'exprime Scanzoni (1) à ce sujet : « Nous avons vu, qu'entre autres causes,

(1), nzoniacS Métrite chronique, 1866, p. 9.

les hyperémies menstruelles jouent déjà un grand rôle dans l'étiologie de l'inflammation chronique de la matrice; mais combien doit être plus grande encore cette influence, à la suite des énormes changements provoqués par la grossesse dans la structure de cet organe! »

Et après avoir esquissé à larges traits le retour de la matrice à l'état normal aprés l'accouchement, il ajoute :

« Nous sommes convaincu que rien n'exerce sur le retour de l'utérus une influence plus heureuse que l'allaitement joint à un régime hygiénique convenable. Il provoque une excitation modérée des nerfs de la glande mammaire qui, à leur tour, ont une grande influence sur la production de fortes contractions utérines.

« Depuis un grand nombre d'années, nous avons fixé notre attention sur ce fait, et nous pouvons affirmer que rien ne ramène plus rapidement la matrice à son volume normal que l'allaitement maternel; nous ne croyons pas aller trop loin en attribuant la fréquence de la métrite chronique, chez les femmes du monde, à la mauvaise habitude de plus en plus répandue qu'elles ont de ne pas allaiter elles-mêmes leurs enfants. »

Plus loin, à propos du traitement de la métrite chronique, il dit, page 271 :

« Nous sommes convaincu que l'on observerait beaucoup moins de métrites chroniques et même d'autres maladies des organes génitaux si les femmes, surtout celles des classes élevées, voulaient remplir plus souvent leurs devoirs maternels. Si les femmes savaient combien elles se nuisent à elles-mêmes en ne nourrissant pas leurs enfants; si elles savaient qu'elles paient cet abandon par un état maladif qui peut durer des années entières, elles y réfléchiraient à deux fois avant de s'abandonner à cette pratique égoïste que des milliers d'enfants paient certainement de leur vie. »

Et d'après sa statistique, on trouve les chiffres suivants : que sur 54 femmes affectées de flexions utérines, ayant eu 196 enfants à terme, 57 de ces enfants seulement auraient été nourris par leur mère.

Il résulte, d'après ce qui précède, que, pour Scanzoni, l'allaitement a surtout une influence sur la marche de l'évolution rétrograde à laquelle il imprime une activité particulière qui hâte sa terminaison. Pour lui, la cause de la métrite réside surtout dans un défaut d'involution que l'allaitement a pour but d'empêcher. Nous savons que telle n'est point l'opinion de tous les accoucheurs et qu'il en est un certain nombre qui pensent au contraire que la lactation produit un effet opposé. Pour nous, nous échappons à la critique des partisans de cette dernière opinion; car, sans nier l'influence réflexe des succions sur les contractions utérines et consécutivement sur l'involution rapide de l'utérus, nous sommes persuadé que l'allaitement agit surtout en retardant l'ovulation.

Ce mécanisme semble avoir échappé complètement à Scanzoni.

La recherche des causes des maladies, dit Aran (1),

(1) Aran, Traité des métrites, p. 11.

est une des difficultés de la pathologie en général.

Pour les organes ou les systèmes dont la vitalité est le plus élevée, dont les fonctions sont le mieux et le plus complètement connues, la recherche des influences étiologiques est déjà très-incomplète.

Combien doit-on être plus incertain pour l'étiologie des maladies de l'utérus et de ses annexes, dont les fonctions laissent tant d'inconnus à découvrir !

Une des influences pathogéniques les plus évidentes et les mieux démontrées sont la grossesse et l'accouchement.....

Après l'accouchement, l'utérus doit revenir à son état ancien ; pour cela, il faut un travail particulier en sens inverse de celui qui vient d'avoir lieu. Il faut que les vaisseaux se dégorgent, que les veines s'affaissent, mais il faut plus encore. Il faut que parallèlement s'accomplisse un autre travail, qui a pour but de faire revenir la trame musculaire développée, hypertrophiée, à l'état rudimentaire primitif.

Ce travail, cette évolution rétrograde s'opère par une transformation graisseuse des fibres musculaires surajoutées.

Eh bien ! tout ce qui, d'une manière quelconque, entrave l'accomplissement normal de ce travail physiologique, tout ce qui l'oblige à s'accomplir dans des conditions défavorables, peut devenir une cause de maladie utérine.

Après l'accouchement, ou peu de temps après, commence une fonction nouvelle dont l'influence ne paraît guère avoir été étudiée au point de vue de la production des affections utérines. Nous voulons parler de l'allaitement. Les femmes qui donnent le sein à leurs enfants sont-elles moins sujettes que les autres aux affections de l'utérus et de ses annexes? *A priori*, on est disposé à répondre affirmativement. La fluxion qui se porte vers les mamelles doit évidemment favoriser le dégorgement de l'organe utérin ; et, pendant que les mamelles fonctionnent, l'utérus rentre peu à peu dans l'obscurité de son évolution rétrograde.

Nos recherches confirment en tous points ce que l'analogie portait à supposer dans plus des deux tiers des cas.

Dans 70 pour 100 des affections utérines, qui ont passé sous mes yeux, les femmes n'avaient pas nourri.

C'est un devoir pour nous d'ajouter que l'allaittement ne met pas toujours les femmes à l'abri des affections utérines, lorsque surtout on ne donne pas à l'utérus le temps d'accomplir la première période de son retrait et de son évolution rétrograde. Nombre de femmes nourrices ont vu se développer des affections de ce genre pour s'être levées prématurément, mais une remarque qui nous a été faite par plusieurs d'entre elles, c'est que la suppression de l'allaitement a *toujours* été suivie d'une aggravation dans les accidents utérins. Les femmes ne manquent donc pas sans inconvénients à la loi de la nature, qui leur commande de nourrir leurs enfants; et, si l'illustre Jean-Jacques eût connu cette influence fâcheuse du non allaitement, il s'en fût fait une arme de plus pour rappeler les femmes à un devoir trop facilement oublié. »

Ainsi, Aran lui-même, tout en se rapprochant

presque complètement de la véritable interprétation, ne l'articule cependant pas franchement, bien qu'il ajoute un peu plus loin ces lignes :

« Il est d'ailleurs un argument, qui n'est point sans quelque poids dans la question ; c'est que l'allaitement, retardant la conception pendant douze ou quatorze mois, met les femmes à l'abri de ces conceptions multipliées dont on a signalé si souvent les inconvénients et les dangers. »

Le docteur Bouffier, dans sa thèse inaugurale, soutenue en 1862, est non moins explicite.

Après avoir passé rapidement en revue les causes de métrites reconnues par les auteurs : suppression menstruelle, avortements, accouchements laborieux, rapprochements sexuels trop répétés, emploi de pessaires, etc., il s'appesantit surtout sur l'heureuse influence de l'allaitement.

« La funeste habitude, dit-il, qu'ont la plupart des mères de ne pas allaiter elles-mêmes leur enfant, est une cause fréquente de congestion et de métrite chronique. Elles veulent par coquetterie se soustraire à un devoir sacré, à une loi que leur impose la nature et qu'elles ne peuvent pas violer impunément. Les diverses phases du grand acte de la génération : accouplement, conception, gestation, parturition, sécrétion lactée, allaitement, doivent avoir tous leur accomplissement. Après la parturition, la matrice, qui, pendant neuf mois a reçu un surcroit de vitalité pour protéger et nourrir l'enfant, réclame le plus grand repos. Son excès de vie se porte sur les organes de la lactation, et l'utérus doit rentrer dans une inertie complète. Pendant l'allaitement, il n'est plus soumis aux congestions mensuelles, il ne reçoit plus de germe fécondé. Mais, si la mère ne donne pas le sein à son nourrisson, les lochies deviennent plus abondantes, le flux cataménial se rétablit avant que l'utérus ait le temps de jouir du repos, qui était naturellement dévolu, et souvent un nouvel ovule fécondé, se greffant sur l'organe gestateur, y attire de nouveau un excès de circulation et de vie ; la matrice demeure ainsi habituellement congestionnée, elle perd son ressort vital, et ses parois acquièrent un développement exagéré et permanent. »

Ici le voile est déchiré presque entièrement, mais l'état de l'utérus au moment du retour de la menstruation n'est pas décrit ; le véritable processus pathogénique n'est pas indiqué.

Auguste Nonat (1) : « l'abstention de l'allaitement doit figurer sans contredit parmi les causes les plus fréquentes de la métrite. L'explication de ce fait, est facile à donner.

« La sécrétion lactée exerce vers les glandes mammaires une action dérivative qui a pour effet de diminuer le mouvement fluxionnaire, dont l'utérus est le siége.

« Il est évident que, si cette dérivation est interrompue, le tissu utérin est exposé à subir, sans contrepoids, l'influence de l'état congestif exagéré, qui succède à l'accouchement. »

Assurément, l'explication que donne M. Nonat est bonne, mais à notre avis, elle n'est pas complète.

(1) Nonat, Traité des maladies de l'utérus, 2e édit., p. 199.

Enfin Courty (1) est en parfaite communion d'idées avec nous, puisque, d'après lui, le défaut d'allaitement à la suite des couches n'est pas sans influence sur l'accomplissement du travail d'involution, sur la déplétion et le dégorgement de l'organe, et par suite sur le développement des maladies utérines. La fluxion considérable et continue, qne l'allaitement entretient sur les mamelles, détourne les mouvements fluxionnaires, qui se porteraient sur l'utérus, avec d'autant plus d'efficacité, que ces deux organes sout rattachés l'un à l'autre par un lieu sympathique non équivoqne, et, par conséquent, aide les actes de résolution et de résorption qui tendent à dissiper la congestion et l'engorgement de la matrice. L'allaitement est encore utile, en empêchant la menstruation et par conséquent la fluxion et la congestion qui les caractérisent, de venir ajouter leur influence à celle de l'involution incomplète. Il empêche enfin le retour prématuré de la grossesse et par suite, la tendance morbide que nous venons de signaler comme une conséquence de la succession rapide des gestations.

CHAPITRE IV.

OBSERVATIONS ET RÉFLEXIONS.

OBSERVATION I.

(Recueillie par M. A. Pinard, interne à la Maternité).

La nommée Adélaïde P..., âgée de 27 ans, entre à la Maternité le 4 décembre 1872, salle Sainte-Marguerite, n° 4.

Rien de particulier à noter dans son enfance.

(1) Courty, Traité des maladies de l'utérus, 1866, p. 279.

La première apparition des règles s'est manifestée à 16 ans; depuis, elles paraissent assez régulièrement.

Géneralement assez bien portante; elle s'est mariée à 22 ans.

Elle a eu un premier enfant à 23 ans, les suites de couches ont été normales.

Elle eut un deuxième enfant à 24 ans, les suites de couches ont encore été normales; pas de lactation.

Au bout de six semaines, réapparition des règles; avec elles se manifestent des douleurs abdominales s'irradiant aux hanches et quelquefois aussi vers la cuisse droite. Pas de fièvre, mais de temps en temps elle éprouve de l'inappétence, des maux d'estomac et des céphalalgies intenses; pas de palpitations.

Bientôt apparaît une leucorrhée assez abondante. Au moment des règles, les douleurs sont plus vives au niveau des hanches, de la région lombaire et de la cuisse droite.

Depuis trois mois, les pertes ont augmenté, surtout à l'époque des règles. Il lui devient impossible de se livrer à un travail quelconque.

Voici ce que l'on constatate à son entrée le 4 décembre :

Par le palper. Douleur dans la fosse iliaque droite, exagérée par la pression. Pas de douleur dans la fosse iliaque gauche.

Toncher vaginal. En arrière du col et un peu à droite, on sent sous le doigt une petite tumeur arrondie, ovalaire, assez exactement limitée. La compression même légère fait éprouver à la malade des douleurs très-vives. Le volume de la tumeur est plus considérable qu'un œuf de pigeon. Rien à gauche.

Speculum. On remarque quelques granulations sur le col qui est hypertrophié.

Traitement. Repos absolu, bains tous les jours; cataplasmes sur l'abdomen.

15 décembre. Le toucher indique que la tumeur est diminuée de volume; cependant la pression détermine encore des douleurs asssez vives.

Le 23. On introduit un sachet de poudre de guimauve que l'on renouvelle les jours suivants.

Le 30. On cautérise les granulations qui saignent au niveau des deux lèvres avec le nitrate d'argent.

1er janvier. Application sur le col de sachets de graines de lin.

Le 3. Nouvelles cautérisations.

Le 10. Apparition des règles; elles durent trois jours; pas de douleur.

Le 13. Réapplication de sachets.

Le 19. Nouvelles cautérisations. Tampons de glycérolé d'amidon.

Le 26. On ne perçoit la tumeur qu'avec la plus grande difficulté; elle est indolore. Le col est presque normal. L'état général est excellent.

Elle est sortie complètement guérie.

Le tampon est le traitement employé avec le plus grand succès à la Maternité par M. Tarnier dans les métrites chroniques. Tous les jours on introduit à l'aide du spéculum bivalve un tampon de coton cardé directement sur le col. Le tampon qui a la forme d'un cylindre pèse 7 à 8 grammes, il est long de 7 cent. et a 4 cent. de diamètre. Il est maintenu par un fil serré au milieu et qui dépasse de 10 cent. entre les cuisses.

Cette méthode diffère de toutes celles employées jusqu'ici, en ce que le tampon n'est nullement médicamenteux. Les résultats obtenus avec les tampons secs sont identiques à ceux qu'on obtenait, alors qu'ils étaient enduits de glycérolé d'amidon.

OBSERVATION II.

(Recueillie par M. A. Pinard, interne à la Maternité).

La nommée Léonie P...., célibataire, âgée de 28 ans, entre, le 4 décembre 1872, salle Sainte-Marguerite, n° 6.

Antécédents. Cette femme a toujours été bien portante dans sa jeunesse, sauf une variole légère, dont elle fut atteinte en 1869.

Réglée pour la première fois à l'âge de 14 ans et depuis très-régulièrement tous les mois ; l'écoulement menstruel durait trois ou quatre jours.

Elle eut le premier enfant à 20 ans; suites de couches normales. Allaitement; aucun accident utérin.

Elle eut un deuxième enfant à 24 ans; suites de couches normales ; allaitement.

Troisième enfant à 28 ans; l'enfant meurt le second jour. Elle n'éprouva rien d'anormal jusqu'à l'apparition des règles qui sont en petite abondance ; puis elle perdit continuellement en blanc;

pertes accompagnées d'une légère douleur dans la fosse iliaque gauche qui la fatiguèrent beaucoup. L'appétit cependant était bon et l'état général satisfaisant.

Bientôt la faiblesse devient telle, le sentiment de pesanteur dans le bas-ventre si intense, qu'elle vint à la consultation de la Maternité le 11 novembre. On constate l'augmentation du corps et du col de l'utérus, avec ulcérations sur les deux lèvres du col.

On pratiqua une cautérisation et on prescrivit à la malade trois bains par semaine. Le 18 novembre, elle revint à la consultation Même état ; mais, malgré les conseils, elle n'avait point pris de bains ; nouvelle cautérisation.

Enfin, elle se décida à entrer à l'hôpital le 4 novembre ; les douleurs abdominales étant devenues plus considérables.

Cautérisation au nitrate d'argent le jour de son entrée. On la soumet au régime suivant : repos au lit, bains tous les deux jours, lavement quotidien contre la constipation qui est assez opiniâtre ; application tous les jours de tampons au glycérolé de tannin.

15 décembre. Douleurs abdominales moins vives et moins fréquentes. La lèvre antérieure est en partie cicatrisée ; l'ulcération de la lèvre postérieure est moins étendue, le col est toujours gros et congestionné.

Le 17. Les douleurs abdominales persistent.

Le 18. Réapparition des règles, on cesse les tampons.

Le 24. On reprend les tampons.

Le 26. Le col se montre moins volumineux qu'au moment de l'entrée à l'hôpital. L'ulcération de la lèvre a presque complètement disparu. Il n'existe plus de douleurs abdominales ; mais la malade éprouve encore quelques douleurs au niveau de l'ovaire gauche.

1er janvier. Même état.

Le 3. Cautérisation au nitrate d'argent.

Le 19. Apparition des règles qui sont physiologiques, sans douleurs exagérées. On cesse les tampons.

Le 23. On recommence l'usage des tampons.

Le 31. Ulcérations disparues complètement. Col encore un peu gros ; l'utérus a repris son volume normal ; plus de constipation, aucune douleur. Etat général excellent. La malade prend beau d'embonpoint. Elle sort complètement guérie.

1er mai. Cette femme est rentrée veilleuse de nuit à la Maternité, et malgré un service fatigant et pénible, elle ne ressent plus rien, même à l'époque des règles ; elle se porte à merveille.

OBSERVATION III.

(Recueillie par M. A. Pinard, interne à la Maternité).

La nommée Louise L..., âgée de 22 ans, couturière, entre, le 13 mars 1873, à la Maternité, salle Sainte-Marguerite, n° 6, service de M. Tarnier.

Cette femme est grande, brune, et malgré un amaigrissement asssez considérable, offre les apparences d'une bonne constitution.

Elle a toujours joui d'une bonne santé; réglée à 13 ans, et depuis très-régulièrement tous les vingt-huit jours; il lui est arrivé cependant, à trois reprises différentes de voir, dit-elle, ses règles deux fois en un mois. Les dernières règles apparurent au mois de janvier 1872. Il n'y eut que quelques vomissements pendant la grossesse qui suivit normalement son cours. Accouchement naturel le 6 octobre, à la Maternité; le travail dura six heures. Présentation du sommet, enfant vivant, suites de couches normales, écoulement lochial pendant trois semaines; pas de lactation.

Le 20 novembre, réapparition des règles. A ce moment, l'état général était satisfaisant, mais depuis cette époque, elle ressenti des douleurs dans le ventre, surtout lorsqu'elle restait quelque temps debout. Assise ou debout, tout disparaissait.

Les règles revinrent le 22 décembre, et avec elles des douleurs abdominales, s'irradiant dans les aines et dans les lombes. En même temps, existait une constipation opiniâtre qui ne cédait qu'à des lavements salés quotidiens. La marche devint bientôt impossible, tellement les douleurs étaient vives, surtout à gauche. Peu de leucorrhée, mais depuis huit jours, écoulement clair, séreux, plus abondant et surtout très-fétide.

Etat actuel. Le palper abdominal montre que l'utérus est assez volumineux; la pression éveille de la douleur, surtout vers la région inguinale gauche.

Le toucher permet de reconnaître que le col est dirigé à gauche. qu'il est volumineux et que le contact du doigt est douloureux. A droite, on sent une petite masse dure, arrondie et qui est assez sensible.

Ls palper réuni au toucher fait constater que l'utérus est très-volumineux. puis ou sent le fond qui remonte à trois travers de doigt au-dessus du pubis.

Le toucher rectal ne fournit pas d'autres renseignements.

A l'aide du speculum on constate que tout l'orifice du col est le siége d'une ulcération circulaire.

Traitement. Tampon quotidien au glycérolé d'amidon; bain tous les jours. Les tampons retirés, on pratique des injections. Lavements émollients, repos au lit.

12 janvier. Douleurs moins vives, mais par le toucher la tumeur perçue à droite est toujours douloureuse; écoulement séreux moins abondant.

Le 18. L'état général s'améliore beaucoup. Utérus moins mobile, moins douloureux.

Le 24. Apparition des règles qui ne provoquent pas de douleurs; malgré les règles, on continue l'application du tampon qui est parfaitement supporté.

Le 28. Fin des règles. Utérus très-mobile, ulcérations cicatrisées, plus aucune douleur, ni spontanée, ni par la pression; plus d'écoulement.

La malade engraisse et prend des couleurs.

6 avril. Application du dernier tampon. Guérison complète.

OBSERVATION IV.

(Recueillie par M. A. Pinard, interne à la Maternité).

Madame Panoit (Emilie), âgée de 24 ans, domestique, entre le 7 mai, 1870, à la Maternité, salle Sainte-Marguerite, 26.

Cette femme née à Dunkerque, se rendit à Reims à 15 ans comme domestique, elle est à Paris depuis 15 mois.

Aucune maladie pendant son enfance, ses antécédents héréditaires n'offrent rien de particulier à noter.

Réglée à 12 ans et depuis très-régulièrement tous les 26 jours; la durée était de quatre à huit jours, pas de leucorrhée.

L'état général a toujours été bon, elle est blonde et un peu lymphatique.

Dernières règles le 25 juin 1872.

Accidents de la grossesse : vomissements, leucorrhée abondante, léger œdème des membres inférieurs, palpitations.

Accouchement le 3 avril 1873; enfant du sexe féminin, se présentant par le sommet, avec procidence du cordon.

Durée du travail, 11 heures. Suites de couches normales ; sortie le dixième jour. Elle vaqua à ses occupations de femme de chambre et se fatigua peu ; elle restait assise presque toute la journée, les seins gonflèrent, devinrent très-douloureux pendant huit jours. Vers le 5 mai, douleurs de ventre très-intenses, s'irradiant dans la région lombaire, en même temps qu'un écoulement séro-sanguinolent se manifestait.

Ces symptômes s'exaspérèrent, tout travail devint impossible. Elle vint à la consultation de la Maternité, où elle fut admise.

7 mai. Cette femme blonde a les muqueuses décolorées ; elle se tient courbée en marchant.

Par le palper abdominal, on perçoit facilement une tumeur arrondie, débordant de deux travers de doigt au moins le bord supérieur de la symphyse du pubis. La pression fait naître de la douleur ; rien au niveau des ovaires.

Toucher. — Col assez gros, sur lequel le doigt promené donne facilement la sensation de granulation. L'utérus est en haut et on constate aisément sa position en associant le palper au toucher.

Speculum. — On voit nettement des granulations sur les deux lèvres du col. De plus, il sort de l'orifice utérin quelques caillots sanguins souillés de muco-pus.

Traitement. — Repos au lit, bains tous les deux jours, tampon sec quotidien.

De plus, en raison de l'anémie accentuée que présente cette malade, on la soumet à un régime tonique.

15 mai. État général bien meilleur. L'appétit, qui était capricieux, commence à renaître ; les quelques douleurs que la malade ressent encore de temps en temps sont plus sourdes.

A l'aide du spéculum, on constate que les granulations sont rouges encore, moins saillantes ; les lèvres du col sont presque lisses : de plus l'écoulement a changé de nature ; au lieu d'un liquide purulent, c'est un mucus tout à fait transparent et peu abondant.

Le 24. Le mieux continue ; la malade se lève deux heures par jour.

3 juin. Douleurs vives dans le bas-ventre, pouls à 90, température 37°, langue sale, appétit nul.

Traitement : cataplasme laudanisé sur le ventre ; un quart de lavement avec dix gouttes de laudanum ; le soir apparition des règles. Les douleurs disparaissent.

Le 8. On reprend les tampons ; quelques semaines après, la malade est sortie complètement guérie.

OBSERVATION V.

(Recueillie par M. A. Pinard, interne à la Maternité).

Madame B....., âgée de 40 ans, concierge, vient à la consultation de M. Tarnier le 3 juillet. Elle habite Paris depuis vingt et un ans; réglée à 18 ans et depuis régulièrement. Première grossesse à 21 ans; l'enfant vivant n'a pas été nourri; le travail a été court; suites de couches normales.

Douleurs dans le ventre au bout de six semaines, à l'époque de la réapparition des règles. Elle alla consulter une sage-femme qui lui fit une ordonnance, mais elle contina à souffrir.

Deuxième grossesse à 22 ans et 3 mois; fille vivante, présentation du sommet; travail de six heures; suites de couches normales. Lactation pendant neuf mois; bonne santé générale.

Troisième grossesse à 27 ans. Travail long : vingt-quatre heures. Suites de couches normales; lactation pendant huit mois; aucun accident.

Quatrième enfant à 29 ans.

Cinquième enfant à 31 ans.

Sixième enfant à 32 ans.

Dans les trois cas, le travail a été facile, les suites de couches normales; les règles apparurent chaque fois au bout de six semaines. Aucun des enfants n'avait été nourri par leur mère; tous les trois sont morts au bout de quelque temps.

Depuis ce temps, c'est-à-dire depuis huit ans, douleurs abdominales très-vives, surtout le soir; douleurs de reins; constipation opiniâtre; mictions faciles; troubles sympathiques du côté de l'estomac. Paquets glaireux qui effraient la malade, etc.

Etat actuel. — Utérus gros, en antéversion très-prononcée; col en haut et en arrière; l'utérus est presque renversé; col un peu gros, granuleux, mais non induré.

Traitement. — Tampon tous les deux jours; bain alcalin d'une demi-heure. On continue le traitement; la maladie s'est un peu améliorée.

OBSERVATION VI.

(Recueillie par M. A. Pinard, interne à la Maternité).

La nommée Louise P..., âgée de 21 ans, couturière, entre, le 7 mars 1873, salle Sainte-Marguerite, nº 7. Cette femme n'offre rien de particulier à noter comme antécédents. Elle fut réglée pour la première fois à 16 ans, et depuis assez régulièrement; un peu de leucorrhée dans l'intervalle des règles ; elle est accouchée il y a sept semaines environ, à la Maternité. Elle n'avait pas eu d'accident notable pendant la grossesse ; le travail fut régulier; présentation du sommet, enfant vivant; délivrance naturelle suites de couches normales.

Cette malade quitta l'établissement au bout de neuf jours et, rentra chez elle, mais ne travailla pas et ne fit aucun excès. L'écoulement lochial persista quelques jours après sa sortie, puis cessa complètement.

Etat général aussi satisfaisant que possible, mais il y a huit jours elle commença à éprouver quelques douleurs dans le bas-ventre; un sentiment de pesanteur au périnée, en même temps qu'elle observait le lendemain un écoulement séro-sanguinolent. Les jours suivants, elle éprouve des douleurs tellement violentes, qu'elle fut forcée de rester au lit, ayant en permanence des cataplasmes de farine de lin appliqués sur le ventre; comme cet état persistait, et que l'écoulement devenait tout à fait purulent, elle se décida à venir à la consultation du 7 mai. Elle eut beaucoup de peine à venir jusqu'à la Maternité.

Voici ce que nous constatons : constitution assez chétive; pommettes colorées; maigreur assez prononcée; pouls fébrile; rien de côté du cœur ni de la poitrine; ventre très-douloureux; les moindres pressions révèlent des douleurs intolérables.

L'introduction du doigt dans le vagin fait pousser des cris à la malade, et on sent que l'index est fortement serré ; ce spasme cesse au bout de quelques instants, et on peut continuer l'examen : le vagin chaud; le col de l'utérus dirigé à droite, légèrement entr'ouvert, et les lèvres sont comme rugueuses. L'utérus, légèrement en rétroversion, est gros, peu mobile et flasque; rien d'anormal du côté des ovaires.

L'introduction du speculum Cusco est très-douloureuse, et on ne peut l'introduire complètement qu'en le faisant progresser graduellement et lentement.

On constate alors que la muqueuse vaginale est très-rouge, le col comme privé de sa muqueuse, d'un rouge groseille, et il s'écoule de l'orifice une grande quantité d'un liquide séro-purulent; il n'est nullement muqueux.

Traitement. — Repos, bains, injections émollientes et cataplasmes en permanence.

Au bout de deux jours de ce traitement, le ventre était bien moins douloureux. On commence alors l'application quotidienne de tampons secs.

Le vaginisme dura trois semaines. Nous devons dire que l'on découvrit une petite fissure au niveau de la fourchette, fissure que l'on cautérise avec le nitrate d'argent, et qui se cicatrise rapidement, sans pour cela faire disparaître de suite le spasme des constrictions du vagin.

Apparition des règles le 5 avril. Pas de recrudescence dans les douleurs abdominales. A la pression, cependant, douleurs un peu plus vives du côté de la fosse iliaque droite.

10 mai. Mieux sensible, écoulement moins abondant. L'introduction du spéculum n'éveille plus aucune sensation désagréable. L'appétit est bon; les couleurs reviennent avec l'embonpoint.

Cette femme est partie, complètement guérie, le 9 juin.

OBSERVATION VII.

(Recueillie par M. A. Pinard, interne à la Matenrité).

La nommée Hortense B..., âgée de 25 ans, célibataire, entre le 2 juillet 1873, salle Sainte-Marguerite, n° 7.

Cette femme n'a pas eu de maladies pendant son enfance, mais dès l'âge de 13 ans elle vit apparaître, à la partie antérieure du cou, une tumeur qui, aujourd'hui, présente le volume des deux poings, c'est un goître. Elle est originaire du Pas-de-Calais, et elle affirme que, dans la contrée qu'elle habitait, il n'y avait pas d'autres exemples de son affection.

Elle fut réglée pour la première fois à 17 ans, et depuis régulièrement tous les mois pendant huit jours avec abondance. La dernière apparition eut lieu du 10 au 17 août 1872. La grossesse fut amenée à terme sans aucun accident le 21 mai 1873. Présentation du sommet; l'enfant, garçon, était vivant; delivrance naturelle vingt minutes après; aucun accident pendant le travail. Elle mit son enfant en nourrice. Le 31 mai, elle quitta la Maternité, complètement rétablie, et rentra immédiatement en place.

L'état général fut très-satisfaisant jusque vers le 20 juin, époque à laquelle apparut un écoulement sanguin, qui ne fut précédé ni suivi d'aucune douleur. Elle continua ses occupations, qui n'étaient point très-fatigantes; elle croyait que c'était son retour de couches, mais au bout de huit jours les pertes devinrent plus abondantes, et plusieurs fois dans la journée il sortait du vagin des caillots gros comme le poing. Elle persista cependant à rester en place, sans se soigner autrement jusqu'au quinzième jour, où elle se présenta à la consultation.

Chez cette femme, profondément anémiée, toutes les muqueuses sont décolorées; il y a un souffle assez intense à la base du cœur et dans tous les vaisseaux du cou; le ventre est souple et non douloureux, pas même à la pression.

Le toucher fait reconnaître que le col est légèrement entr'ouvert, et que le tissu utérin est flasque et mou. L'utérus offre un volume un peu plus considérable qu'à l'état normal; il n'y a aucune douleur spontanée; les garde-robes sont régulières et les mictions faciles.

Traitement. — Repos absolu, position horizontale; lavements laudanisés; 1 gr. de sulfate de quinine.

3 juillet. L'écoulement fut moins considerable dans la nuit, mais il persista. Même traitement.

Le 4. L'écoulement continua dans les mêmes proportions; légère recrudescence le soir.

Traitement. — Potion avec 4 grammes d'ergot de seigle; compresses d'eau glacée sur le ventre.

Le 5. Ecoulement presque nul; bouillon froid; potion Todd.

Le 6. Même état.

Le 8. Nouvelles pertes. La malade perd deux caillots du volume du poing. 4 grammes d'ergot de seigle dans la journée.

Le 9. Ecoulement moins considérable; le seigle ergoté fut continué pendant quatre jours. L'hémorrhagie, qui avait diminué d'intensité, reparut bientôt avec autant d'abondance qu'auparavant.

Le 13. Au spéculum, le col est complètement dépouillé de sa muqueuse, et de plus un caillot engagé dans l'ouverture. Le sang suinte de toutes ces parties, sans qu'il soit possible de préciser le point qui donne naissance à l'hémorrhagie. On applique sur le col un bourdonnet de charpie imbibé de perchlorure de fer, et on le maintient en place en introduisant un second tampon plus gros. On remonte, par tous les moyens possibles, les forces de la malade, qui a éprouvé deux syncopes.

Le 14. Aucun écoulement.

Le 17. On retire un tampon en laissant celui qui est appliqué directement sur le col. Injection à l'eau froide dans le vagin.

Le 18. Ecoulement séreux dans la nuit. On retire le dernier tampon, et on s'aperçoit que le sang recommence à s'écouler. On introduit alors dans le col un petit bourdonnet de charpie imbibé de perchlorure de fer, et qui fait cesser l'écoulement de suite.

Le soir, l'état général est très-satisfaisant; la malade n'a pas perdu une goutte de sang depuis le matin.

OBSERVATION VIII.

Nous devons cette observation à la bienveillance de notre ami le docteur Leblond, qui la destinait à la seconde édition de Churchill (*Traité des maladies des femmes*), qu'il va publier prochainement.

Madame L..., âgée de 22 ans, d'une santé habituellement bonne, a toujours été bien réglée jusqu'au 13 novembre 1871. Les époques étaient un peu douloureuses et duraient trois ou quatre jours; l'écoulement sanguin était modéré. Mariée il y a quatre ans, elle fit une fausse couche trois mois après son mariage.

A la suite de cet accident, elle ne garda le lit que peu de jours, mais elle se remit assez bien; néanmoins, elle éprouva depuis lors quelques douleurs vers l'hypogastre.

Entre les époques, il existait un peu de leucorrhée.

Six mois environ après cette fausse couche, la conception eut lieu de nouveau, et madame L... accoucha à terme d'une fille bien constituée. Une seconde grossesse survint quinze mois après, et l'accouchement, qui a eu lieu il y a huit mois, s'est effectué d'une façon assez naturelle; le travail avait cependant été un peu long, cause du volume de l'enfant, qui est assez considérable, bien que ce fût une fille. Madame L..., qui était alors à Bordeaux, se leva une dizaine de jours après son accouchement, et revint à Paris sept jours plus tard; le voyage s'effectua néanmoins sans trop de peine, mais, depuis lors, elle éprouva des douleurs vers la région hypogastrique; ces douleurs s'irradiaient vers les régions lombaires et vers la partie interne et supérieure des cuisses; la marche était assez difficile, et madame L... ne pouvait faire de longues courses sans éprouver de la lassitude, un sentiment de poids et une gêne assez marquée dans le bas-ventre. Il existait une constipation habituelle et des envies fréquentes d'uriner.

Le 13 novembre 1871, cette dame se présenta pour la première fois à mon observation. Outre les signes énumérés précédemment, elle se plaignait d'éprouver de temps à autre la sensation de boule hystérique; il existait de la dyspnée pendant la marche Elle me raconta aussi qu'il y a trois mois elle avait eu une suppression des règles qui dura deux mois. Il y a quinze jours, le 1er novembre, il était survenu un léger écoulement sanguin qui n'avait duré qu'un jour et demi.

La palpation hypogastrique était douloureuse, quand on déprimait un peu fortement la paroi abdominale immédiatement au-dessus du pubis.

Le toucher vaginal permettait de constater que le col était fortement porté en arrière. Une pression, même légère, développait de la douleur en ce point ; le corps de l'utérus était porté derrière le pubis, et, en combinant la palpation abdominale avec le toucher, on trouvait le corps de l'utérus un peu volumineux. La pression exercée au niveau du corps de l'organe produisait une douleur assez marquée. L'utérus était mobile; les culs-de-sac du vagin étaient souples, et l'on ne percevait au pourtour de l'utérus aucune trace d'empâtement ni de tumeurs.

Le spéculum permettait de constater une certaine augmentation de volume du col de l'utérus, et une ulcération au pourtour de l'orifice externe d'environ 3 à 4 millimètres d'étendue.

A l'auscultation du cœur, on percevait un léger souffle au premier temps et à la base du cœur; un souffle existait également au niveau des vaisseaux du cou.

Le traitement prescrit alors fut le suivant : la malade prenait tous les soirs à son dîner une pincée de sous-carbonate de fer, tous les matins à jeun un verre à Bordeaux de vin de quinquina, et tous les deux ou trois jours 50 centigr. de poudre de rhubarbe, pour entretenir la liberté du ventre.

De plus, je touchais tous les huit jours l'ulcération du col de l'utérus avec un pinceau imbibé de teinture d'iode. Je fis aussi porter une ceinture abdominale.

Quelques jours plus tard, la sensation d'une boule hystérique devint plus considérable, et il survint un léger embarras gastrique, caractérisé par de la courbature générale, la perte de l'appétit, la bouche pâteuse, la langue blanche. J'administrai alors une demi-bouteille de limonade au citrate de magnésie à 35 gr., et les symptômes de l'embarras gastrique disparurent bientôt.

Le 17 et le 27 novembre, je fis deux cautérisations du col avec la teinture d'iode.

Les règles, qui étaient attendues pour la fin du mois, arrivèrent le 29, mais avec une abondance inusitée et sans douleur.

Je prescrivis alors deux quarts de lavement laudanisé et le repos au lit. L'écoulement ne dura que trois jours.

Le 8 décembre, madame L... s'étant fatiguée à danser, et ayant pris froid en sortant du bal, fut prise d'un léger écoulement sanguin qui ne dura qu'un jour ; la leucorrhée, qui existait déjà depuis longtemps, augmenta sensiblement alors.

Le 31 janvier, la malade fut prise d'une attaque d'hystérie, qui se reproduisit le 1er février et le 2.

Le 7 février, l'état de la malade n'étant pas sensiblement amélioré; les douleurs hypogastriques étant toujours vives, je fis demander en consultation le Dr Gallard. Nous constatâmes alors l'état suivant : les douleurs, dont j'ai parlé precédemment, existaient toujours, elles s'étaient même exaspérées. L'utérus était lourd, mobile; la pression sur le col et le corps de l'organe qui était perçu en antéversion était très-douloureuse; l'hystéromètre pénétrait à 7 centimètres, le manche de l'instrument fortement porté en arrière. L'ulcération du museau de tanche avait alors complètement disparu.

On prescrivit alors de prendre tous les jours un bain de siége, et des injections avec des plantes narcotiques : deux fois par semaine, un grand bain avec 250 grains de carbonate de soude, des pilules à l'iodure de fer de Blancard, et tous les deux ou trois jours 50 centigrammes de rhubarbe.

Le 15 février, la douleur avait diminué d'une façon notable, la marche était devenue facile; l'appétit était bon.

Vers la fin du mois, la malade éprouva des nausées et même des vomissements; il existait du dégoût pour les aliments; en même temps, les douleurs hypogastriques redevinrent plus intenses. Ces phénomènes persistèrent pendant tout le mois de mars, et même les vomissements augmentèrent vers la fin de ce mois.

Vers le 13 avril, les vomissements devinrent si fréquents et si intenses, que la malade ne pouvait prendre aucun aliment solide, les liquides même étaient difficilement tolérés. Cet état dura jusqu'au 27 avril, malgré le repos au lit, l'emploi de fragments de glace avalés par la malade, de l'eau de Seltz, des liqueurs aromatiques, chartreuse, curaçao.

La malade était alors considérablement amaigrie, je donne alors la mixture suivante :

Eau laurier cerise.	25 grammes.
Chlorhydrate de morphine. .	0,05 —

à prendre 20 gouttes toutes les deux heures.

Le lendemain, dans l'après-midi, la malade éprouva une amélioration assez notable, les vomissements devinrent moins opiniâtres, et elle put conserver un peu de bouillon.

Le 19. Il y a eu un seul vomissement le matin; je continue l'usage de la mixture.

Le 20. Les vomissements ont cessé complètement. Les aliments solides ont pu être repris hier ; je donne seulement cinq gouttes de mixture toutes les deux heures.

Le 21, le 22, le 23, les vomissements n'ont pas reparu. Je donne quatre fois par jour 5 gouttes de mixture.

Le 24. Il y a eu un seul vomissement le matin. La malade reprend ses forces, et mange avec assez d'appétit.

Je continue l'usage de 5 gouttes de mixture quatre fois par jour.

Quelques jours après, la malade se trouve très-bien, et va habiter la campagne jusqu'au moment de son accouchement. Pendant tout le temps qui a suivi la cessation de ses vomissements, madame L... marchait presque sans difficulté, le ventre était cependant toujours sensible à la pression, et de temps à autre elle éprouvait quelques douleurs spontanées. L'état géneral était très-bon. L'accouchement, qui eut lieu le 14 novembre 1872, fut assez pénible. Le travail, commencé à huit heures du matin, s'arrêta presque complètement dans l'après-midi ; le col était presque dilaté, mais les contractions étaient peu énergiques, et la tête, engagée au détroit supérieur, descendait difficilement dans l'excavation. La poche des eaux s'était rompue vers six heures du soir. L'enfant se présentait en position occipito-iliaque gauche antérieure. Les contraction ayant cessé complètement vers neuf heures du soir, et la tête étant engagée dans l'excavation, je me décidai à administrer 1 gramme de seigle ergoté. Une demi-heure après, es contractions se réveillèrent énergiques et fréquentes, et il suffit de cinq à six contractions pour terminer l'expulsion du fœtus. Mais, sous l'influence de cette expulsion trop rapide, et aussi à cause du volume exagéré de l'enfant, il se fit une déchirure du périnée jusqu'au voisinage du rectum. Le placenta, qui était bien décollé, fut extrait au bout de quinze minutes environ, sans qu'il ait été besoin de produire de traction bien sensible sur le cordon. Il s'échappa, après cette expulsion, une quantité assez considérable de caillots sanguins et de sang liquide, et une métrorrhagie très-abondante se manifesta alors. L'utérus, malgré des frictions assez énergiques opérées sur sa surface à travers la paroi abdominale, restant mou, et le toucher révélant des caillots sanguins accumulés dans la cavité utérine, je fus obligé d'introduire la main dans cette cavité. En même temps, je fis prendre 1 gramme de seigle ergoté, et je continuai à donner 50 centigrammes de ce médicament d'heure en heure, de façon à administrer 2 grammes.

L'écoulement sanguin s'était arrêté environ une heure après l'accouchement ; la matrice était bien revenue sur elle-même, et la malade éprouvait de temps à autre des coliques utérines attestant l'existence de contractions utérines. La malade qui, pendant son accouchement, avait eu une attaque d'hystérie, fut replacée dans son lit, où elle passa le reste de la nuit assez calme, et sans que l'écoulement sanguin se fût reproduit.

Le lendemain, madame L... se trouvait bien, elle avait pu dormir un peu; le ventre, malgré les frictions qu'il avait subies, n'était plus douloureux qu'après un accouchement ordinaire. Je fis prendre des bouillons et des potages, et j'appliquai deux serre-fines, pour réunir les lèvres de la déchirure périnéale. Le surlendemain, la malade se trouvait très-bien. L'état général était aussi satisfaisant que possible; l'utérus, qui était bien revenu sur lui-même, était à peine douloureux, la miction seule était un peu difficile. Je permis à la malade de prendre des aliments solides.

Le troisième jour après l'accouchement, les seins commencèrent à sécréter du lait en assez grande abondance, et il ne se produisit à ce moment ni fièvre, ni élévation de température; le pouls était à 84.

A partir de ce jour, je faisais chaque matin une injection d'eau tiède dans le vagin, afin de déterger les parties et de nettoyer les lèvres de la déchirure. Le cinquième jour, la serre-fine antérieure s'est détachée; la postérieure reste en place jusqu'au septième ou huitième. La solution de continuité était alors réunie dans ses deux tiers postérieurs. Je fis rester la malade au lit pendant dix-sept jours, et le vingt-quatrième elle put quitter sa chambre. Un mois après son accouchement, madame L... allait et venait sans éprouver la moindre douleur ni la moindre gêne; les forces étaient revenues et en même temps un certain degré d'embonpoint.

Quatre mois après, je revois cette dame. L'état général était des meilleurs, les forces étaient revenues, la marche était facile, et il n'existait plus aucune gêne du côté de l'hypogastre, ni écoulement leucorrhéique. Les règles n'étaient point revenues, mais je dois dire que cette dame nourrissait son enfant. L'examen direct des organes génitaux ne fut pas fait, à cause de l'absence de tout phénomène morbide, qui me permettait de supposer que la guérison de la métrite chronique était aussi complète que possible.

Nous sommes autorisé par le docteur Leblond à faire observer que, dans les deux accouchements antérieurs, suivis de maladies de l'utérus, la mère n'avait pas nourri ses enfants; ce qui nous permet de faire ressortir que ces accidents utérins, non-seulement ont été guéris par la troisième grossesse, suivie d'allaitement, mais encore que, dans ce dernier accouchement, ils ne se sont pas renouvelés.

OBSERVATION IX.

(Recueillie à la Maternité par M. le Dr Blain, interne des hôpitaux).

La nommée D..., âgé de 27 ans, employée à la Maternité, se présente à la consultation le 20 avril.

Antécedents. Réglée à 11 ans et 3 mois et depuis assez irrégulièrement; mariée en 1864; première grossesse en 1868, régulière, accouchement à terme, le travail a duré deux heures, les suites de couches ont été laborieuses; elles furent suivies de péritonite, qui fit garder le lit deux mois. Retour de couches au bout de six semaines, alors qu'elle était encore retenue par sa péritonite, elle avait allaité son enfant pendant quinze jours.

Deuxième grossesse en 1871, régulière, à terme : Accouchement normale en septembre 1871; le travail dura deux heures, suites de couches normales; elle se leva quinze jours après, reprit de suite ses occupations; elle n'allaita pas son enfant.

Réapparition des règles au bout de deux mois environ, le 1er novembre 1871.

Vers le mois de juin 1872, elle eut une perte considérable. Au mois de juillet, apparition d'un flux hémorrhoïdaire; celui-ci, qui s'était manifesté deux ou trois fois avant sa première couche revint depuis cette époque au moment des règles. Dès le mois de juin s'étaient manifestées des douleurs de reins, s'irradiant dans les aines.

Depuis huit ou dix mois, expulsion de paquets glaireux.

La première perte amène une faiblesse considérable qui, du reste, se traduit encore aujourd'hui, par une anémie légère. Rien à la base du cœur. Cependant, la malade se plaint de quelques palpitations, constipation nulle avant le mariage; mais, depuis sa deuxième grossesse, elle ne se dementit plus.

Le toucher vaginal permet de constater ce qui suit : utérus un peu bas, col en avant, corps en arrière. Le doigt, porté sur la face postérieure, détermine de la douleur et perçoit une tuméfaction pâteuse. Col un peu gros, utérus assez mobile.

Traitement. Lavements émollients, bains quotidiens; *tampons* d'après la méthode de M. Tarnier; soulagement immédiat.

3 mai. Apparition des règles. Léger écoulement anal; un peu de pesanteur au périnée.

On introduit un tampon plus gros qu'à l'ordinaire et toutes les douleurs disparaissent.

4 juin. Guérison presque complète.

OBSERVATION X.

(Communiquée par M. le Dr Houel).

La nommée Rosalie, âgée de 19 ans, est accouchée au mois de novembre 1872.

Cette dame est blonde, de constitution lymphatique; cependant, elle ne fut jamais malade dans son jeune âge. Réglée pour la première fois à 15 ans, elle le fut depuis régulièrement tous les vingt-huit jours pendant six jours. Un peu de leucorrhée dans l'intervalle. Dernière apparition des règles le 17 janvier 1872. On n'observa pendant la grossesse que quelques vomissements; accouchement spontané à terme. Présentation du sommet d'une fille vivante, la durée du travail fut de six heures, délivrance naturelle dix minutes après. Cette dame voulait allaiter son enfant, mais sa mère s'y opposa; on mit l'enfant en nourrice.

Les lochies durèrent quinze jours à trois semaines; la femme s'était levée le quinzième jour et elle resta un mois à la chambre. Tout se passa bien jusqu'à la sixième semaine, époque à laquelle eut lieu le retour des règles, mais elles furent précédées de coliques violentes, de douleurs lombaires, de sentiment de pesanteur dans le bassin; elles durèrent huit jours et furent plus abondantes qu'avant la grossesse; les coliques persistèrent, ainsi que les douleurs lombaires. Bientôt un écoulement muco-purulent se produisit, puis des douleurs très-vives au niveau de la fosse iliaque gauche.

La sage-femme ordonna le repos et des injections phéniquées.

Bientôt l'appétit, qui avait été bon jusqu'à ce moment, devint capricieux, les forces diminuèrent, la douleur inguinale gagna tout le membre inférieur; les douleurs étaient vives surtout au niveau du genou. Un médecin appelé, ordonna des badigeonnages à la teinture d'iode, qui ne produisirent aucun soulagement. L'écoulement vint presque continuellement sanguinolent; il y avait, dit la malade, qui est fort intelligente, des paquets glaireux, au milieu desquels on voyait comme des morceaux de chair.

Tous ces symptômes ne firent que s'aggraver à chaque menstruation; elle s'adressa alors au Dr Houel, qui constata l'état suivant : état général mauvais, amaigrissement considérable, muqueuse décolorée, yeux entourés d'un cercle bleuâtre. Marche pénible, douleurs vives dans la région inguinale gauche et aux membres inférieurs.

Par le palper abdominal, on perçoit le fond de l'utérus au-dessus des pubis ; peu de douleur à la pression.

Toucher. — Col en haut et à gauche ; fond en arrière et à droite. Utérus volumineux et en rétroversion.

Spéculum. — Col gros, saillant, présentant une large ulcération de la lèvre antérieure. Muqueuse cervicale de couleur violette, bouchon de mucus. On diagnostiqua une métrite et ulcération du col.

Traitement par la méthode du Dr Tarnier au tampon de glycérolé d'amidon ; bains et lavements quotidiens ; toniques : fer, quinquina.

Au bout d'un mois, la malade est en bonne voie de guérison.

OBSERVATION XI (personnelle).

La nommée P..... (Théodorine-Augustine), domestique, âgée de 19 ans, née à Allery (Somme), demeurant rue du Dragon, 22, à Paris, est entrée le 7 mai à l'hôpital de la Charité, (service de M. Bourdon) où elle occupe le no 13 de la salle Saint-Basile.

Cette femme a toujours joui, dit-elle, d'une bonne santé jusqu'à ce jour.

Elle a été réglée pour la première fois à l'âge de 15 ans et demi à la suite de coliques assez vives et d'un malaise général assez marqué.

Deux mois et demi après ces premières règles laborieuses, le flux menstruel s'établit régulièrement, et depuis lors est toujours venu exactement tous les trente jours, durait cinq jours, d'une abondance normale, ne contenait aucun caillot, et n'était accompagné d'aucune douleur.

Accouchée à terme, le 15 mars 1873, d'un enfant qui ne vécut que douze jours, cette femme peut se lever le septième jour, et reprendre son travail quelque temps après sans éprouver de souffrances.

Cuisinière de son état, elle n'avait aucune course à faire au dehors ; elle n'était exposée à aucune fatigue, à aucun mouvement brusque.

Cinq semaines après ses couches, les règles apparaissent accompagnées de douleurs très-vives qui occupaient la région lombaire et les fosses iliaques, surtout la fosse iliaque gauche. Ces douleurs très-violentes, accompagnées de nausées, de défaillances et d'une fièvre très-vive, retinrent cette malade au lit pendant deux semaines, pendant lesquelles elle se contenta pour tout traitement de garder un repos absolu et d'appliquer de grands cataplasmes sur le ventre.

6 mai. Cette femme vit ses règles se produire de nouveau. Et, bien qu'elle ne se soit livrée à aucun travail pénible, bien qu'elle n'ait fait aucun excès vénérien dans les jours précédents, bien qu'elle n'ait eu aucun rapport sexuel depuis son accouchement, cette éruption menstruelle s'accompagne de très-vives souffrances lombaires et de douleurs dans les aines beaucoup plus fortes que d'habitude.

Le 20. La malade se plaint de souffrir très-cruellement de la fosse iliaque gauche, dont les douleurs vont s'irradier dans la partie interne de la cuisse correspondante, traversant le bassin pour venir s'épanouir à l'anus et à la vulve.

Cette fosse iliaque offre une telle sensibilité au toucher qu'on n'ose y exercer la moindre pression dans la crainte d'exaspérer les souffrances; il n'en est pas de même du reste de l'abdomen; il n'est pas douloureux à la palpation, quoiqu'il soit cependant légèrement ballonné.

Au toucher, on trouve le vagin d'une température un peu élevée à une longueur normale; le doigt le parcourt sans provoquer de douleurs, excepté quand on explore les culs-de-sac.

Le col est gros, d'une consistance normale ; son orifice, légèrement entr'ouvert, permet l'introduction de la première phalange. Cet organe est appliqué contre la face postérieure des pubis et en même temps serré latéralement, de telle sorte que son orifice est obliquement dirigé de gauche à droite et de haut en bas.

Les bords de l'utérus suivent la même direction, d'où résulte que cet organe paraît avoir subi un mouvement de rotation qui fait que le bord droit regarde un peu en bas, tandis que le bord gauche au contraire regarde en haut.

Il faut, à l'aide d'un effort qui est très-douloureux pour la malade, faire basculer le col utérin en bas pour que le doigt pénètre dans le cul-de-sac antérieur qui est très-étroit, mais dont les parois sont souples et non douloureuses à la pression.

On sent très-manifestement au contraire dans le cul-de-sac latéral gauche une tumeur saillante, un peu bosselée, légèrement pâteuse, dépressible sous le doigt.

Le diagnostic présumé est : « un phlegmon du ligament large gauche » qui s'est terminé par résolution. Car aujourd'hui, 24 juin, tous les symptômes, que nous venons de mentionner, ont disparu à la suite :

1° D'un repos absolu ;

2° De l'application d'un vésicatoire;

3° De deux lavements laudanisés ;

4° De trois frictions avec l'onguent napolitain.

OBSERVATION XII (personnelle).

Madame P..... (Joséphine), émailleuse, âgée de 22 ans, demeurant à Paris, née dans le département de la Haute-Saône, est entrée le 13 mai dans le service de M. Isambert, à l'hôpital Saint-Antoine, où elle occupe le n° 11 (Pavillon 3).

Cette femme, de taille moyenne, d'une constitution assez robuste, était encore en bas âge lorsqu'elle à perdu son père d'une maladie qu'elle ne saurait désigner. Sa mère est morte il y a quelques années, au huitième jour d'une pneumonie; deux sœurs et quatre frères sont comme elle d'une bonne constitution.

Dans son enfance, elle s'est toujours bien portée ; ce n'est qu'à 15 ans qu'elle est devenue sujette à quelques maux de tête.

Un an après, les règles sont apparues sans cause, sans aucune douleur.

Depuis, les règles, toujours assez régulières, sont annoncées un ou deux jours à l'avance par une céphalalgie qui disparaît avec l'écoulement du sang, bien que celui-ci soit peu abondant et ne dure jamais que deux ou trois jours.

Elle n'a jamais eu aucune maladie génitale.

Le 24 juillet 1869, cette femme accouche d'un enfant à terme qui ne nécessite aucune manœuvre obstétricale. Les suites de couches sont tout à fait naturelles ; la malade n'éprouvant aucune douleur, peut se lever le douzième jour.

Allaitement pendant quinze jours seulement, durée de l'existence de l'enfant.

Madame P..... se livre dix heures par jour à son état d'émailleuse, qui n'exige aucun mouvement du côté des membres inférieurs ; elle est continuellement assise.

D'un autre côté elle n'a aucun rapport sexuel ; son mari, valet de chambre, vit en province.

Rien enfin ne semble provoquer les symptômes qu'elle éprouve à la fin de la cinquième semaine qui suit son accouchement.

Le 30 août 1869, la malade ressentit des douleurs gravatives obtuses, ayant leur siége dans les régions lombaire et sacrée, avec un sentiment de pesanteur dans le bassin, de plénitude et de chaleur utérine.

Par moments même, au sentiment de chaleur brûlante dans le petit bassin, se joignent des tiraillements dans les reins et dans les aines, des coliques très-vives, avec irritation particulière du vagin et cuisson à l'anus. La première menstruation après les couches avait coïncidé avec tous ces symptômes, qui se renouvelèrent toujours avec la même intensité à chaque époque menstruelle.

Dans l'intervalle, peu ou point de douleurs ressenties.

Fatiguée de cette pénible existence, madame P..... se décide à entrer à l'hôpital Saint-Antoine le 13 mai 1873.

Par le palper nous avons constaté un développement marqué de la moitié inférieure de l'abomen, mais sans douleur, sans élévation de température à ce niveau.

Le toucher fait reconnaître une antéversion.

Les lèvres du col sont écartées l'une de l'autre. Le col donne au doigt la sensation d'un gonflement, d'un boursouflement comme œdémateux, et le pourtour de l'orifice semble plus ramolli que le reste du col.

Avec le spéculum, on apprécie, comme avec le doigt, cette espèce de boursouflement du col qui le rend rebondi, comme soufflé, qui le transforme en deux grosses lèvres fortement écartées l'une de l'autre.

Cet orifice donne issue à une sécrétion qui n'est autre qu'un catarrhe utérin.

Cette métrite chronique résiste à toutes les médications. Les cautérisations et les injections répétées ont à peine diminué l'écoulement.

Cependant l'aspect général du col s'est un peu modifié.

OBSERVATION XIII (Personnelle).

Madame G..... (Elmire), âgée de 25 ans, domestique, née à Sermaise (Marne), demeurant à Paris, 21 rue des Marais, est entrée le 3 juin 1873 à l'hôpital Saint-Antoine (service de M. Isambert), où elle occupe le n° 12 de la salle Sainte-Adélaïde.

Cette femme, d'une intelligence médiocre, ne peut fournir que peu de renseignements sur sa santé antérieure qui, dit-elle, a toujours été bonne; ses parents jouissent tous d'une excellente santé.

Elle a été réglée pour la première fois à 14 ans, et a continué de l'être régulièrement jusqu'à sa grossesse.

Le 12 avril dernier, elle accoucha d'un enfant à terme qui s'était présenté par le sommet. Les douleurs de l'enfantement ne durèrent que six heures.

L'enfant n'eut pas la force d'allaiter sa mère, et mourut le douzième jour.

La femme G...... ne reprit ses fonctions de femme de chambre que le vingt-unième jour qui suivit ses couches.

Elle n'avait qu'un ménage très-restreint à faire et recevait les visiteurs de la maison ; par conséquent elle n'avait aucune fatigue à éprouver.

N'étant pas mariée et ne sortant pas de chez ces maîtres, tout porte à croire, comme elle l'affirme du reste, qu'elle n'a eu aucun rapport sexuel.

Elle ne se ressentait plus du tout de ses couches quand apparurent les règles le 25 mai, c'est-à-dire le quarante-troisième jour après l'accouchement.

Alors la malade éprouva une douleur précédée d'une sensation de pesanteur dans le bassin, douleur siégeant à l'hypogastre qui obligea la malade à garder le repos. Elle était quelquefois assez vive pour que les cuisses soient rapprochées du corps et maintenues dans la flexion, s'irradiant dans les lombes et dans les reins.

Peu de temps après la douleur, la fièvre se manifesta: anorexie, soif, langue chargée.

A la palpation, la sensibilité était très-vive à la région hypogastrique, et le développement de l'utérus était suffisant pour que a main puisse en sentir le fond au-dessus de la symphyse pubienne.

Ce qui s'explique par suite, à la fois de l'arrêt survenu dans la rétraction de l'organe et de l'afflux des liquides dans son système circulatoire.

La palpation fait encore trouver de la sensibilité dans les fosses iliaques, surtout dans la gauche.

Le ventre était ballonné dans sa moitié inférieure.

Par le toucher, on constate que les parties génitales sont le siége d'une chaleur intense et de sécheresse.

Le col est augmenté de volume, saillant. Son orifice est entr'ouvert et un peu élargi.

Dans les culs-de-sac latéraux antérieur et surtout postérieur que forme le fond du vagin, on peut constater une augmentation de volume du corps de la matrice.

Par suite de la chaleur du vagin, nous nous sommes expliqué les souffrances qu'a occasionnées à la malade l'introduction du speculum qui nous permet de constater au pourtour du col entr'ouvert des ulcérations superficielles, d'un rouge vif, hérissées de saillies extrêmement fines, voire même des petites granulations.

Aujourd'hui, grâce aux lotions astringentes et aux temponnements répétés tous les matins, le col et les parties vaginales ont reconquis leur aspect normal.

Les règles sont reconnues le 22 juin, et elles n'ont été accompagnées d'aucun des symptômes que nous avons mentionnés à la première menstruation.

OBSERVATION XIV (personnelle).

La nommée G... (Florentine), âgée de 25 ans, gantière, née à Mortagne (Orne), est couchée au n° 21, salle Sainte-Catherine, dans le service de M. Gosselin.

Cette femme, assez grande, bien musclée, paraît être d'une bonne constitution.

Elle a été bien portante pendant toute son enfance.

Vers l'âge de 12 ans, elle fut tourmentée par de fréquents maux de tête qui se reproduisirent jusqu'à l'âge de 14 ans où, après des coliques assez vives, se manifesta la première menstruation.

Depuis lors, les règles sont venues régulièrement tous les mois sans aucune souffrance, assez abondantes, de sept à huit jours de durée.

Cette femme n'a eu aucune affection du côté de l'utérus et de ses annexes jusqu'à l'âge de 16 ans, époque de sa première grossesse.

En 1864, non encore mariée, elle accoucha d'un enfant à terme qu'elle nourrit jusqu'à sa mort, c'est-à-dire deux mois et demi. Elle ne s'est nullement ressentie des suites de ses couches.

Mariée en 1866, elle eut un second enfant en 1868. L'accouchement eut lieu à terme sans aucun accident utérin avant l'apparition de ses règles qui se manifestèrent à la fin de la cinquième semaine. Elle avait mis son enfant en nourrice afin de pouvoir continuer son état de gantière, qui ne nécessitait aucune fatigue.

D'après son dire, elle n'avait que rarement des relations sexuelles avec son mari.

Les douleurs qu'elle ressentait dans les reins, les nausées fréquentes, la pesanteur dans le bas-ventre, la contraignirent à suspendre son travail pendant quelque temps. Elle remarqua que la disparition de ces symptômes coïncida avec une nouvelle grossesse qui se termina à la fin de l'année 1869 par un troisième accouchement encore naturel et accompagné d'aucun accident.

Cette fois elle allaita son enfant pendant dix-neuf mois.

En 1872, quatrième accouchement naturel à terme. L'enfant meurt le sixième jour. La mère se lève le dix-septième jour et reprend son état de gantière sans s'exposer à aucune fatigue, ne voyant point son mari, par raison, dit-elle.

Tout va bien jusqu'au commencement de la cinquième semaine; les règles avaient apparu avec frissons, chaleur de la peau, accélération du pouls, perte de l'appétit, soif vive et fréquente; le bas-ventre devenait tendu et douloureux. La douleur, bornée d'abord à la région utérine, ne tarda pas à se répandre dans les flancs, dans les reins et à envahir tout l'abdomen. Elle acquérait de temps en temps une telle acuité qu'elle rendait toute pression et tout contact insupportables.

Ces symptômes persistant, elle se décida à entrer, le 16 mai 1873, à l'hôpital de la Charité.

Le 3 juin, nous la trouvons pâle, amaigrie. L'appétit avait diminué, les selles étaient rares et douloureuses.

Les pressions abdominales sont moins douloureuses qu'à l'époque de son entrée à l'hôpital.

Les douleurs sont plus accentuées au ballottement. Le vagin est un peu rouge, injecté.

Au toucher, nous trouvons la matrice en latéro-flexion droite.

Le col est extrêment douloureux, tuméfié. Autour de l'ouverture du col et principalement à sa partie supérieure, une large ulcération est manifeste, peu profonde cependant.

Le spéculum vérifie en tous points l'examen du toucher, et permet de constater que les ulcérations sont d'un rouge vif en certains points et grisâtres en d'autres.

Depuis son entrée à l'hôpital, la malade a été cautérisée deux fois; elle a été soumise à des applications astringentes assez fréquentes. Elle se donne deux ou trois injections à l'écorce de chêne par jour

Elle boit des tisanes rafraîchissantes. Des cataplasmes sont continuellement appliqués sur le bas-ventre.

Aujourd'hui, 29 juin, grâce à ce traitement et au repos absolue la malade ne ressent presque plus de douleurs.

OBSERVATION XV.

(Tirée de la Thèse du Dr Potheau, 1872 : *Etude sur la valeur séméiologiqu de la ménorrhagie*).

Hôpital dd la Pitié, sallle Sainte-Geneviève, lit 24, service de M. Gallard.

Augustine B..., âgée de 22 ans, demoiselle de magasin, entre, le 11 février 1873, pour adénite auriculaire à la suite de mal de mal de gorge.

Née à Paris, elle ne l'habite que depuis le mois de mars 1872.

Comme antécédents, sa mère est morte de la poitrine à l'âge de 40 ans ; son père mort, il y a dix ans, d'une maladie de cœur.

Elle est d'une bonne constitution, mais d'un tempérament lymphatique et nerveux ; elle a des envies de rire et de pleurer involontaires, quelquefois des faiblesses, jamais de perte de connaissance.

Depuis l'âge de 10 ans, elle avait des flueurs blanches, lorsque ses règles vinrent régulièrement à 15 ans et demi, avançan toujours de quatre à huit jours, assez abondantes, elles duraien huit jours; la perte était plus forte les quatre premiers jours. Dans l'intervalle, des règles existaient toujours des flueurs blanches.

A 17 ans, elle fut soignée pour une inflammation d'intestin dont elle se ressent toujours un peu ; son médecin a ajouté qu'elle avait quelque chose du côté de la matrice ; à cette époque ses règles revenaient régulièrement mais duraient douze jours. Depuis, elle s'est remise peu à peu, sa constipation a persisté ainsi que des douleurs sourdes dans le petit bassin, douleurs diminuant pendant la durée des règles.

A 19 ans, sans qu'on puisse invoquer comme cause un rapprochement sexuel, les douleurs augmentèrent, les pertes blanches augmentèrent.

A 20 ans, elle devint enceinte ; au début de sa grossesse, persistance de douleurs dans le petit bassin, douleurs qu'elle diminue en se comprimant le ventre avec une serviette ; puis vomissements fréquents jusqu'au quatrième mois, époque à partir de laquelle elle ne souffrit plus. Le temps de sa grossesse fut normal, et elle accoucha à terme d'une fille qui vit encore. Au moment de la délivrance, elle perdit beaucoup de sang et garda, mais sans souffrance, le lit pendant un mois. Les lochies ne cessèrent que le quinzième jour, et les pertes blanches recommencèrent. Elle nourrit son enfant deux mois; le troisième mois après l'accouchement, les règles revinrent sans douleurs. Depuis ce moment, elles durent quatre ou cinq jours au lieu de huit, sont plus abondantes et n'avancent plus que deux ou trois jours au lieu de quatre à huit jours. Dans l'intervalle, les pertes blanches sont plus considérables.

Ainsi donc, depuis mars 1872, plus de douleurs dans le petit bassin, mais de la ménorrhagie à toutes les époques menstruelles.

Vers le 20 janvier, elle est prise d'une angine qui dure jusqu'en février. Les glandes parotidiennes s'enflammèrent, ce qui la conduisit à l'hospice le 11 février. Son adénite suppura, et elle allait sortir le 5 mars, lorsque son médecin la força de nous révéler sa maladie antérieure.

Le 6. Au toucher, on sent le col volumineux, non douloureux mais mou.

Au speculum, le col est violacé et présente une ulcération sur le bord externe et la lèvre inférieure.

Le corps est plus volumineux qu'à l'état normal, il n'est pas douloureux. Elle se plaint seulement de douleurs de reins au moment des règles.

Traitement. Injections d'alun, bains sulfureux, quinquina, fer.

Le 20. Elle a ses règles et n'épouve pas beaucoup de douleurs; elles durent jusqu'au 24 au matin ; elles ont été plus abondantes abondantes encore que les autres.

Cette jeune fille est atteinte de métrite chronique, dont le début semble se rattacher à la maladie dont elle a été atteinte à l'âge de 17 ans, il y a plus de quatre ans et demi, mais elle ne s'est manifestée jusqu'à sa grossesse que par des douleurs et des flueurs abondantes pendant l'intervalle des règles; tandis que la grossesse semble l'avoir modifiée et avoir ramené une période nouvelle de ramollissement, de vascularisation, qui se manifeste surtout par de la ménorrhagie sans aucune douleur.

OBSERVATION XVI.

(Tirée de la Thèse du Dr Potheau, 1873 : *Etude sur la valeur séméiologique de la ménorrhagie*).

Hôpital Necker, service de M. Laboulbène, salle Sainte-Thérèse, no 13.

Suzanne Z....., âgée de 28 ans, domestique, née dans le département du Cher, entrée le 23 novembre 1872.

Elle n'a pas eu de maladies antérieures, ni de scrofule dans son enfance. Cette femme, d'une bonne constitution, d'un tempérament lymphatique, a été réglée à 16 ans et demi, régulièrement; ses règles, assez abondantes, duraient trois ou quatre jours et revenaient tous les trente jours en général. Cependant il y avait quelquefois trois ou quatre jours d'avance.

Mariée à 17 ans, elle accouche à 18 ans d'une fille à terme qu'elle nourrit, ses règles revinrent six semaines après la cessation de l'allaitement.

A 20 ans, elle fait une fausse couche de trois mois; à 22 ans, elle accouchait à terme d'un garçon qu'elle nourrit; dans les deux cas, les règles sont revenus régulièrement.

A 28 ans, le 28 août 1872, elle accouche d'un quatrième enfant à terme après une demi-heure de travail; la délivrance est suivie d'une perte de sang assez abondante pendant les six premiers jours. Cette fois la malade n'a pas nourri.

Le septième jour après l'accouchement, l'hémorrhagie s'est arrêtée, mais elle a continué à perdre de l'eau rousse pendant quinze jours et des flueurs blanches jusqu'à la fin de septembre; elle éprouvait des douleurs profondes et sourdes dans le petit bassin.

A la fin de septembre, ses règles revinrent régulièrement, peu abondantes, le premier et le deuxième jour, beaucoup plus les jours suivants et durèrent huit jours sans caillots; en même temps la douleur dans le bassin augmentait et la malade se sentait très-affaiblie. Les flueurs blanches revinrent et la malade ne prit pas beaucoup de forces. Le 22 octobre, elle revit ses règles assez abondamment jusqu'au 1e, novembre, pour que le médecin prescrivit le repos absolu, de l'eau de Rabel, des compresses d'eau froide sur le ventre; elle était dans un grand état de faiblesse, qui ne lui a pas permis de travailler depuis son accouchement. Elle perdit encore de l'eau rousse les 2 et 3 novembre.

Le 20. Sur l'avertissement de son médecin, elle garda le lit à l'approche de ses règles; le 21, les règles vinrent un peu; le lendemain, elle descendit quelques instants et remonta au lit presque aussitôt, et la nuit le sang vint avec une abondance excessive sans aucune douleur, excepté lorsqu'elle expulsait des caillots volumineux.

Le 23, matin. Elle perdait encore énormément; elle entre dans service où elle remplit de sang quatre alèses; on sent l'utérus à trois travers de doigt au-dessus de la symphyse; on lui met des compresses trempées dans l'eau glacée sur le ventre; on lui fait des injections froides : on prescrit en même temps une potion à l'eau de Rabel et de la limonade sulfurique.

Le 24. Elle perd moins de caillots et éprouve des douleurs dans le bassin. Son état général est satisfaisant.

Le 25. La malade est dans un état de faiblesse considérable elle a le visage abattu, la face pâle, les yeux tirés avec cercle noir autour, à peine si elle a la force de se remuer : cependant il n'y a pas de fièvre. Elle ne perd plus guère que de l'eau rousse et beaucoup de flueurs blanches.

On palpe et on sent l'utérus à deux bons travers de doigt au-dessus de la symphyse; il est gros, mou, sans bosselures. Le ventre est mou, très-dépressible.

Au toucher, on trouve un col volumineux et un peu d'empâtement général des tissus.

Le 26. Elle éprouve encore un peu d'eau rousse et beaucoup de flueurs blanches, elle n'a pas encore d'appétit. On continue le traitement.

Le 30. La malade n'a plus qu'un peu de perte blanche, elle reprend beaucoup de forces, bien qu'elle soit encore très-affaiblie.

6 décembre. Elle n'éprouve aucune douleur. On l'examine au spéculum ; on trouve : un col gros rempli de mucosités abondantes et filantes, la lèvre antérieure très-grosse est saignante. La lèvre postérieure se dérobe au spéculum. Un peu de sang sort de la cavité utérine.

Le 20. Etat satisfaisant. Aucune douleur, mais elle n'a pas encore de forces suffisantes pour pouvoir se lever longtemps.

Le 30. Elle commence à sentir les phénomènes précurseurs de ses règles, et le 1er janvier 1872, ses règles revinrent, en retard de neuf jours sur les précédentes, elles durèrent huit jours et furent excessivement abondantes; cependant M. Laboulbène ne crut devoir faire aucune des applications, qui avaient si bien enrayé la perte du 23 novembre : la malade qui n'avait pas encore une santé brillante, redevint très-faible, mais elle ne souffrait pas.

Au commencement de février, elle était mieux portante, mais encore incapable de reprendre ses occupations. M. Laboulbène lui propose alors d'aller au Vésinet, où elle partit le 6. Mais, dans la journée du 5, elle ressentit des maux de tête, de la pesanteur dans le bassin, et le sang des règles, en retard encore de six jours, coulait très-fortement lors de son départ. En arrivant au Vésinet, l'hémorrhagie abondante continuait, elle dut rentrer à l'infirmerie.

D'après les observations qui précèdent, le fait qui se dégage clairement est celui-ci, à savoir : que le retour des règles a toujours été le phénomène initial qui a précédé immédiatement les phénomènes morbides, la première période consécutive à l'accouchement s'étant effectuée normalement.

Nous voyons, de plus, que les lésions produites ne sont pas toujours les mêmes, et que l'on peut observer tantôt la métrite, que l'on a appelée chronique d'emblée, tantôt la métrite hémorrhagique, tantôt les phlegmons des ligaments larges.

A ce propos, nous croyons que M. Potheau, dans sa thèse inaugurale, en rangeant parmi les causes de la ménorrhagie les lésions de la muqueuse utérine, était parfaitement dans le vrai. Mais nous sommes persuadé aussi qu'il n'a envisagé qu'un des plus petits côtés de la question, car la cause principale de l'hémorrhagie, dans bon nombre de cas, réside dans ce que la muqueuse n'est point régénérée complètement et qu'elle n'offre aucun appui aux nouveaux capillaires. Elle n'est pas lésée à ce moment, elle n'est qu'embryonnaire et n'offre de lésions que consécutivement. C'est une lésion indirecte, ou, si l'on veut, par contre-coup.

Ayant peu d'observations à l'appui de ce que nous avançons, on ne nous en voudra pas de rechercher tout ce qui peut augmenter les probabilités en notre faveur. Eh bien ! pourquoi les affections utérines, métrite, hypertrophie, etc., etc., sont-elles si fréquentes à Paris, alors qu'elles sont si rares à la caampagne ? N'en pourrait-on pas trouver l'explication dans ce fait : qu'à la campagne, puisque toutes les mères nourrissent leurs enfants, tandis qu'à Paris. . . . .

Si on nous objectait, à propos de nos observations, que nos malades se sont levées trop tôt, et que c'est là la cause de la maladie, nous répondrions encore par ce qu'on observe à la campagne : les femmes se lèvent souvent quelques jours seulement après leur accouchement, quelquefois le jour même ; elles se livrent de suite aux travaux les plus fatigants. Quel est le résultat de cette pratique, que nous nous hâtons de condamner et de proclamer bien haut déplorable ? Ce ne sont point des métrites qu'on observe, mais bien des prolapsus. Autant ceux-ci sont fréquents à la campagne, autant celles-là le sont à Paris.

Il est avéré aussi que les avortements entrent pour une grande partie dans l'étiologie des processus morbides utérins. Est-ce qu'ici encore, nous ne pourrions pas invoquer notre théorie ? Nous le croyons d'autant plus, que nous voyons Barnes s'exprimer ainsi (1) :

« Chaque cas d'avortement a une cause, et nous ne pouvons espérer de prévenir ses répétitions que si nous arrivons à connaître cette cause. Ne restez pas inactifs, les bras croisés, pénétrés de cette idée ignorante, que quelques femmes ont l'habitude d'avorter, qu'elles ont une diathèse abortive. Autant vaudrait dire qu'elles avortent parce qu'elles avortent, ce qui n'est guère instructif. L'habitude d'avorter existe, en ce sens que des imprégnations successives, à peu de

(1) Barnes, traduit par Cordes, Leçons sur les opérations obstétricales, p. 376, 1873.

distance, trouvent l'utérus et le *maintiennent dans un état de subinvolution*, qui est la vraie cause de l'avortement. »

Nous ne voulons point insister davantage sur ce sujet, qui nous entraînerait trop loin; qu'il nous suffise d'avoir mentionné la possibilité du fait.

En terminant ce travail, nous n'osons faire partager encore notre conviction sincère et profonde à nos juges. Nous savons combien nous sommes incomplet, et combien aussi les observations doivent être plus nombreuses; mais nous serions bien largement récompensé de nos efforts si nous parvenions à attirer l'attention de nos maîtres sur ce sujet.

Puissent-ils alors confirmer nos recherches et venir donner aux médecins un argument d'une immense valeur, et dont le poids fasse pencher la balance en faveur de l'allaitement dans les familles hésitantes.

Peut-être qu'alors bien des femmes qui jusqu'à présent, par coquetterie, n'ont point honte de ne pas achever leur maternité, reculeront devant le danger qui leur sera démontré.

Peut-être qu'aussi bien des maris, plus soucieux de leur repos que de la santé de leur progéniture, et qui, pour cette raison, envoient bien vite leur nouveau-né en nourrice, hésiteront, en sachant que leur compagne est exposée alors à aller grossir le nombre de ces femmes au facies utérin, qui encombrent les antichambres des gynécologistes.

Paris. A. Parent, imprimeur de la Faculté de Médecine rue M.-le-Prince, 31.

www.ingramcontent.com/pod-product-compliance
Ingram Content Group UK Ltd.
Pitfield, Milton Keynes, MK11 3LW, UK
UKHW020327220726
13923UKWH00003B/1411